PROF. DR. MED. JÖRG

Superhormon Vitamin D

So aktivieren Sie
Ihren **Schutzschild** gegen
chronische Erkrankungen

Gesundheit aus der Natur

Die Forschung der letzten Jahre hat ganz klar gezeigt, dass sich viele Symptome dank des erheblichen medizinischen Fortschritts zwar sehr gut behandeln, die eigentlich zugrunde liegenden Erkrankungen sich jedoch nicht heilen lassen. Es ist daher an der Zeit, einen anderen Weg einzuschlagen und zu prüfen, was eine Krankheit auslöst. Eine Erkenntnis, die sich dabei zunehmend durchsetzt: Der Mensch lebt nicht mehr »artgerecht«. Die Errungenschaften der Zivilisation haben seine Lebensweise so verändert, dass viele natürliche Ressourcen fehlen, die der Körper braucht, um optimal zu funktionieren. Eine dieser verlorenen Gesundheitsquellen ist Vitamin D. Dabei entsteht dieser Stoff ganz von selbst in unserer Haut, wenn Sonnenstrahlen auf sie fallen. Weil wir uns heute jedoch kaum mehr im Freien aufhalten – und wenn doch, unsere Haut vor jedem Sonnenstrahl schützen –, leiden immer mehr Menschen unter einem Vitamin-D-Mangel. Dabei braucht der Körper dieses Vitamin so dringend. Wird er nicht ausreichend damit versorgt, kommt es zu Störungen im Zellstoffwechsel, die Organe arbeiten nur eingeschränkt und zahlreiche Krankheiten entstehen – von Infekten über Allergien und Diabetes bis hin zu Krebs und Herzinfarkt. Weil diese Erkenntnisse so neu sind, dass selbst viele Ärzte noch wenig darüber wissen, möchte ich mit diesem Buch die Bedeutung von Vitamin D für unsere Gesundheit einer möglichst großen Leserschaft zugänglich machen und zugleich zeigen, wie sich ein mögliches Vitamin-D-Defizit ausgleichen lässt. Nehmen Sie Ihre Gesundheit selbst in die Hand. Ich wünsche Ihnen dabei viel Erfolg und alles Gute.

Prof. Dr. med. Jörg Spitz

VITAMIN D – SCHLÜSSEL ZUR GESUNDHEIT

Vitamin D ist eine der wichtigsten natürlichen Gesundheitsquellen. Doch Untersuchungen zeigen, dass Menschen auf der ganzen Welt zusehends unter einem Mangel an diesem wichtigen Stoff leiden. Daher rückt Vitamin D immer mehr in den Fokus der Wissenschaft. Denn es könnte der Schlüssel bei der Suche nach Heilung für chronische Krankheiten wie Asthma, Rheuma, Diabetes, Herzinfarkt und Krebs sein.

Ein neuer Wunderstoff?

Gesundheit und Wohlbefinden hängen nicht nur von der medizinischen Versorgung ab, sondern auch davon, ob unser Körper alle Stoffe erhält, die er von Natur aus zum (Über-)Leben braucht. Vitamin D ist einer davon.

Quelle der Gesundheit

Um auf Dauer gesund und leistungsfähig zu bleiben, benötigt unser Körper, dieses Wunderwerk der Natur, eine Vielzahl an Gesundheitsquellen. Die meisten dieser lebenswichtigen Ressourcen waren über Jahrtausende so selbstverständlich, dass unsere Ahnen und Urahnen sie gar nicht weiter beachtet haben. Erst in den letzten Jahren und Jahrzehnten sind sie durch die Änderungen, die der moderne Lebensstil mit sich brachte, nach und nach verloren gegangen. Und das bleibt nicht ohne Wirkung.

Eine der wichtigsten natürlichen Gesundheitsquellen ist das Vitamin D – unter allen Vitaminen das einzige, welches der Körper selbst herstellen kann. Wir müssen dazu nur unsere Haut der Sonne aussetzen, so wie es über Millionen von Jahren der Fall war. Und genau hier liegt der Schlüssel zur Gesundheitsvorsorge: Viele Menschen betrachten die Sonne heute als ständige Gefahr für die Gesundheit. Dabei vergessen sie völlig, dass sie die Wärme spendet, ohne die es kein Leben auf der Erde gäbe. Die allermeisten Lebewesen – gleich ob Pflanze, Tier oder Mensch – sind auf Licht und Sonne eingestellt, brauchen ihre Energie und Wärme, um zu überleben.

Vitamin oder Hormon?

Die Tatsache, dass der Organismus das fettlösliche Vitamin D selbst bildet und nicht (oder nur zu einem winzigen Bruchteil) mit der Nahrung aufnimmt, zeugt bereits von seiner Sonderstellung unter den Mikronährstoffen. Tatsächlich haben Wissenschaftler nach und nach viele Gemeinsamkeiten von Vitamin D mit den Steroidhormonen (Östrogen, Gestagen, Testosteron, Aldosteron und Cortisol) gefunden: Sie alle basieren auf dem Fettstoff Cholesterin, einem wichtigen Bestandteil der Zellmembran. Die fettlöslichen Steroidhormone entstehen in den Nebennierenrinden (Corticoide) oder in Hoden beziehungsweise Eierstöcken (Sexualhormone) und werden mithilfe von Plasmaproteinen über das Blut im ganzen Körper transportiert, um Informationen zwischen Organen und Geweben zu übermitteln. Ohne spezielle Hilfsmittel gelangen sie ins Innere der Zielzellen, binden dort an Rezeptoren und beeinflussen über die Erbsubstanz deren Stoffwechsel, indem sie zum Beispiel die Herstellung von Proteinen anregen, die als Gerüststoffe dienen, und so die Eigenschaften der Zellhülle verändern.

Aufgrund seiner Ähnlichkeit zu diesen Botenstoffen wird Vitamin D immer häufiger auch als Sonnenhormon bezeichnet. Und tatsächlich erfüllt es alle »Kriterien« eines Hormons: Es wird im Körper gebildet und gelangt als Botenstoff über das Blut zu verschiedenen Organen, um dort spezifische Aufgaben zu erfüllen.

Viele Körperzellen brauchen Vitamin D

Praktisch jede Zelle des Körpers benötigt Vitamin D zur Steuerung innerzellulärer Prozesse und ist daher mit entsprechenden Rezeptoren ausgestattet. So wie ein bestimmter Schlüssel ein Sicherheitsschloss öffnen kann, dockt Vitamin D an diese Rezeptoren an und greift so direkt in die Zellstoffwechsel ein und beeinflusst dabei auch zahlreiche Gene im Zellkern. Denn längst ist wissenschaftlich überholt, dass allein unsere Gene Gesundheit und Wohlergehen steuern – und somit maßgebend verantwortlich für die Entstehung von Krankheiten sind. Das Gegenteil ist der Fall: Körpereigene Substanzen wie Vitamin D haben einen großen Einfluss auf die Genaktivität. Die Zellen können die Gene je nach Bedarf und Stoffwechselsituation an- und abschalten. Folgerichtig führt ein Mangel an Vitamin D in vielen Zellen zu Stoffwechselstörungen, was wiederum die Organfunktion einschränkt und zahlreiche Krankheiten nach sich zieht. Dies ist umso fataler, da sich die Folgen des Mangels häufig erst nach vielen Jahren offenbaren.

Hinzu kommt, dass ein Mangel am Sonnenhormon nicht nur eine kleine Bevölkerungsschicht betrifft, sondern die Mehrzahl der Menschen. Allein in Deutschland sind nur etwa zehn Prozent ausreichend mit Vitamin D versorgt. Das bedeutet im Umkehrschluss, dass rund 90 Prozent einen zu niedrigen Vitamin-D-Spiegel im Blut aufweisen und daher nicht von der natürlichen (und kostenlosen) Gesundheitsvorsorge profitieren.

Wenn es also gelingt, den natürlichen Bedarf des Körpers an Vitamin D zu decken – so wie es für die Menschheit über viele Jahrtausende selbstverständlich war – , bedeutet dies einen äußerst wichtigen Beitrag im Hinblick auf die Gesundheit, das Wohlbefinden und ein langes Leben.

GESCHICHTE DES VITAMIN D

- **Der US-amerikanische Chemiker Elmer Verner McCollum (1869–1967) entdeckte 1922, dass Lebertran ein für den Knochenstoffwechsel essenzielles Vitamin enthält. Er gab diesem Mikronährstoff, analog zu den von ihm entdeckten Vitaminen A, B_1 und C, den Namen Vitamin D.**

- **Ein Jahr später identifizierten und beschrieben die Wissenschaftler Harry Goldblatt (1891–1977) und Katharine Marjorie Soames Vitamin D. Sie bezeichneten es zwar noch als »fettlöslichen Faktor«, konnten jedoch schon nachweisen, dass die positiven Effekte dieses Faktors auf die Knochen mit der Lichteinwirkung zusammenhängen.**

- **Bis in die 1970er Jahre brachte man Vitamin D ausschließlich mit dem Knochenwachstum in Verbindung, weil es einen entscheidenden Einfluss auf den körpereigenen Kalziumstoffwechsel hat (siehe auch Seite 13). Neuere Forschungen zeigen jedoch, dass ihm eine weit größere Aufgabe zukommt: Vitamin D spielt eine herausragende Rolle für die Gesundheit – sowohl in der Vorsorge als auch im akuten Krankheitsfall.**

Vitamin D: kein reines »Knochen-Vitamin«

Bis in die siebziger Jahre des vergangenen Jahrhunderts waren Wissenschaftler und Mediziner der Auffassung, dass Vitamin D allein für den Knochenstoffwechsel von Bedeutung ist. Sie gingen davon aus, dass das in der Leber gebildete Vitamin D mit dem Blut in die Niere gelangt, wo es in seine aktive Form umgewandelt und dann erneut ins Blut abgegeben wird, um seine ihm zugeteilten Aufgaben im Knochenstoffwechsel erfüllen zu können: den Mineralstoff Kalzium aus den Nahrungsbestandteilen im Darm aufzunehmen und in den Knochen einzulagern.

Das sichtbare und spürbare Resultat dieses Kreislaufes: Ist zu wenig Vitamin D vorhanden, sinkt entsprechend auch die aufgenommene Kalziummenge. Daher erkranken Kinder durch Vitamin-D-Mangel an Rachitis (ihre Knochen bleiben weich und verformbar, weil zu wenig Kalzium ins Skelett eingebaut wird; typische Merkmale sind stark ausgeprägte X- oder Säbelbeine). Bei Erwachsenen verlieren die Knochen infolge einer Unterversorgung mit Kalzium an Stabilität. Sie werden porös – Osteoporose (Knochenschwund) entsteht. Bei anhaltendem und ausgeprägtem Vitamin-D-Mangel geraten Knochenneubildung und Knochenabbau aus dem Gleichgewicht. Neu gebildeter Knochen kann nicht mehr verkalken und es entsteht auch beim Erwachsenen ein ähnliches Krankheitsbild wie die kindliche Rachitis: die Osteomalazie, die im Gegensatz zu Osteoporose auch ohne Knochenbruch recht schmerzhaft ist. Osteomalazie äußert sich unter anderem in Muskelschwäche, unspezifischen Gelenkbeschwerden und Schmerzen am Skelettsystem. Weil sie somit herkömmlichen Altersbeschwerden ähnelt, wird sie oft erst dann erkannt, wenn die Symptome einer Osteoporose ähneln (zum Beispiel durch das Auftreten von Wirbelbrüchen).

VITAMIN D UND KALZIUM

Lange Zeit galt das wissenschaftliche Interesse nur der Funktion von Vitamin D als Regulator des Kalzium- und Phosphatstoffwechsels. Denn das Vitamin sorgt dafür, dass in der Dünndarmflora Proteine und Enzyme gebildet werden (ATPasen), welche die lebenswichtigen Mineralstoffe aus der Nahrung ins Blut transportieren. Zugleich bewirkt es in den Nieren die Wiederaufnahme von Kalzium- und Phosphationen aus dem Primärharn, jenem eiweißfreien Filtrat, das bei der Durchblutung gebildet wird. Dies führt zur Anreicherung des Blutplasmas mit den beiden Stoffen. Weil Vitamin D gleichzeitig die Einlagerung von Kalzium in den Knochen fördert (Mineralisierung), steigt der Kalziumspiegel im Blut jedoch nur in geringem Maße an.
Bestimmte Botenstoffe der Nebenschilddrüse entziehen dem Skelett ständig Kalzium (Demineralisierung) und führen es in den Blutkreislauf über. Auch hier sorgt Vitamin D als natürlicher Gegenspieler dafür, dass der Blutkalziumspiegel nicht zu hoch ansteigt, sondern auf lange Sicht möglichst konstant bleibt.

Vitamin D kann mehr

Die Erkenntnisse zum Knochenstoffwechsel haben zwar bis heute nichts von ihrer Gültigkeit verloren. Allerdings hat man inzwischen zwei wesentliche Dinge neu entdeckt:

- Zum einen weiß man heute, dass die Umwandlung des Provitamin D in seine aktive Form nicht nur in den Nieren erfolgt, sondern in fast allen Zellen des Körpers.

- Zum anderen haben Forscher in den 1970er Jahren nachgewiesen, dass für die Wirkung von Vitamin D in den Körperzellen Rezeptoren benötigt werden, die wie ein Sicherheitsschloss funktionieren. Das Staunen war groß, als man diese Vitamin-D-Rezeptoren nach und nach in den Zellen von immer mehr Organen fand, etwa in der Bauchspeicheldrüse oder dem zentralen Nervensystem. Denn man wusste ja jetzt: Wenn eine Zelle einen solchen Rezeptor besitzt, benötigt sie auch Vitamin D, um eine bestimmte Aufgabe erfüllen zu können. Und die Liste dieser Aufgaben wurde umso vielfältiger, je mehr mit Rezeptoren ausgestattete Zellen die Wissenschaftler entdeckten. Bis heute entdeckt man immer neue davon.

Wie Vitamin D den Zellstoffwechsel beeinflusst

Das Sonnenhormon vermag über drei Wege in den Zellstoffwechsel einzugreifen – ein weiterer Hinweis auf die weitreichende Wirkung dieser großartigen Substanz im Körper:

- Vitamin D durchtritt die Zellmembran und vereinigt sich im Zellinneren mit einem Kernrezeptor; dieser reagiert daraufhin vereinfacht ausgedrückt mit weiteren Rezeptoren und Proteinen in der Zelle. Der Gesamtkomplex wandert schließlich weiter zum Zellkern, bindet sich dort an bestimmte Gene und kann deren Funktion nachhaltig beeinflussen.
- Es dockt direkt an Rezeptoren der Zellmembran an und aktiviert so Kalziumkanäle, über die der Mineralstoff in die Zelle gelangen kann, wo er auf die Funktion verschiedener Enzyme einwirkt und die Gene manipuliert.
- Es durchdringt die Zellmembran und reguliert (mit oder ohne Rezeptoren) den Zellstoffwechsel, indem es die Konzentration intrazellulärer Botenstoffe erhöht.

Die Entschlüsselung des menschlichen Erbguts

Parallel zu den Entdeckungen im Bereich des Vitamin-D-Stoffwechsels, der anfangs nur eine Handvoll Spezialisten interessierte, verlief eine ganz andere, weitaus spektakulärere Forschung: die Entschlüsselung des menschlichen Genoms (Erbgut). Jahrelang arbeiteten Forscher weltweit fieberhaft an diesem Projekt, weil sie sich entscheidende Erkenntnisse über die Steuerung des Zellstoffwechsels und die Entstehung von Krankheiten versprachen.

Doch kaum war 2001 das Ziel erreicht, schlug der laute Jubel in betretenes Schweigen um. Denn anders als erwartet, unterscheidet sich der Mensch trotz seines hohen Entwicklungsstandes im Hinblick auf die Vielfalt seiner Gene kaum von anderen Lebewesen. Selbst im Vergleich zu sehr einfachen Organismen wie zum Beispiel Plattwürmern, von denen die meisten Arten als Parasiten leben, fanden sich zahlenmäßig nur geringe Unterschiede. Die Wissenschaft hatte sich – wieder einmal – gründlich in der Größe und Einzigartigkeit der menschlichen Spezies geirrt.

Die Entschlüsselung des Erbguts machte zugleich deutlich, dass nicht unsere Gene die einzelnen Zellen des Körpers steuern. Im Gegenteil: Die Zellen benutzen Gene, um ihren Zellstoffwechsel selbstständig zu organisieren. Sie können zu diesem Zweck einzelne Gene oder Teile davon an- und abschalten – gerade so wie sie es für nötig halten. Stellen Sie sich einfach vor, die Gene wären beschriftete Karteikärtchen mit verschiedenfarbigen Reitern.

Von den Farben der Reiter hängt es nun ab, welche Karteikarten bei der Suche nach einer bestimmten Information ausgewählt werden. Genau für solche Auswahlvorgänge im genetischen Material benötigen sie Vitamin D. Kein Wunder also, dass so viele Zellen mit Vitamin-D-Rezeptoren ausgestattet sind – und man immer neue solcher Schaltstellen entdeckt.

BAUPLAN DES LEBENS

- **Der gesamte Bauplan eines Lebewesens ist auf seiner DNA gespeichert. Alle Informationen finden sich auf einer Doppelwendel aus zwei Einzelsträngen, die durch die Paarung der Bausteine (Basen) Adenin und Thymin (kurz: A-T) sowie Guanin und Cytosin (G-C) zusammengehalten werden. Dabei bestimmt die spezifische Buchstaben-Abfolge (Sequenz) den Informationsgehalt der DNA.**

- **Als Gene werden diejenigen DNA-Abschnitte bezeichnet, die Information zur Bildung von Proteinen (Eiweißstoffen) tragen. Diese Eiweiße bringen zum Beispiel chemische Reaktionen innerhalb und außerhalb der Zelle in Gang, dienen als Transporteinheit und bauen neue Strukturen auf.**

- **Der Mensch hat ca. 25 000 Gene.**

So bildet der Körper Vitamin D

Im Gegensatz zu allen anderen Vitaminen, die der Mensch ausschließlich über die Nahrung zu sich nimmt, bildet der Körper Vitamin D zum größten Teil selbst.
Der Vitamin-D-Stoffwechsel ist ein überaus komplexer Prozess: Alles beginnt in der zentralen »chemischen Fabrik« des Körpers, der Leber – jenem Organ, dem auch bei zahlreichen anderen Stoffwechselprozessen eine tragende Rolle zukommt, etwa bei der Umwandlung von (Nahrungs-)Fett, Zucker, Eiweiß und Alkohol oder dem Abbau von Giftstoffen und Medikamenten.

Schritt 1: Vitamin-D-Vorstufe

In der Leber wird aus dem im Blut schwimmenden Fettstoff Cholesterol, dem Ausgangsstoff aller Steroidhormone, mithilfe chemischer Veränderungen des Moleküls die erste Vorstufe für Vitamin D gebildet. Diese wird anschließend an einen Eiweißkörper (Lipoprotein) gebunden über den Blutkreislauf in die Haut transportiert.

Schritt 2: Provitamin D_3

Scheint nun die Sonne auf die Haut, wird aus der Vorstufe das Provitamin D_3. Verantwortlich dafür sind die ultravioletten UV-B-Strahlen, ein kleiner, für das menschliche Auge nicht sichtbarer Ausschnitt aus dem Spektrum des Sonnenlichts.

Schritt 3: Cholecalciferol

Aus dem Provitamin D_3 wird noch in der Haut, in Abhängigkeit von der Temperatur, eine weitere Vorstufe zum Vitamin D hergestellt; wie bei vielen anderen chemischen Reaktionen auch geschieht dies bei höheren Temperaturen rascher und intensiver. Es entsteht Vitamin D_3 oder Cholecalciferol.

Schritt 4: Calcidiol

Abermals helfen Lipoproteine, das Vitamin D_3 von der Haut zurück zur Leber zu transportieren, wo es gemeinsam mit eventuell vorhandenem Vitamin D aus der Nahrung zu 25-OH-Vitamin D3 oder Calcidiol weiterverarbeitet wird – jene Substanz, welche die Basis für den Vitamin-D-Stoffwechsel im Körper darstellt.

Schritt 5: Calcitriol – die aktive Form

Wieder über das Blut gelangt Calcidiol zu den einzelnen Körperzellen, in denen endlich die aktive Form des Vitamin D entsteht:

1,25-OH-Vitamin D_3 oder Calcitriol. Erst diese aktive Form schließlich reagiert mit den Rezeptoren in den Zellwänden und greift so in den Zellstoffwechsel ein.
Ob der Körper gesund ist oder ob sich eine chronische Krankheit entwickelt, ist also immer auch eine Frage der ausreichenden Versorgung mit 25-OH-Vitamin D_3, ohne die der Organismus kein aktives Vitamin D bilden kann. Sofern es also nicht ausdrücklich anders erwähnt ist, bezeichnet der Begriff Sonnenhormon oder Vitamin D in diesem Ratgeber immer die Hormonvorstufe (Prohormon) 25-OH-Vitamin D_3.

UV-A-LICHT

UV-A-Strahlen, eine weitere Strahlung im ultravioletten Bereich des Sonnenlichts, spielen im Zusammenhang mit Vitamin D nur eine indirekte Rolle. Diese UV-Strahlen sind für die unmittelbare Aktivierung des vorhandenen braunen Schutzpigmentes in der Haut verantwortlich, während die UV-B-Strahlung die Neubildung des Pigmentes anregt. Daher bekommen dunkelhäutige Menschen so gut wie nie Sonnenbrand. Allerdings müssen sie sich für einen ausreichend hohen Vitamin-D-Spiegel deutlich länger in der Sonne aufhalten als hellhäutige. Denn je mehr schützendes Pigment in der Haut eingelagert ist, umso weniger UV-B-Strahlung erreicht ihr Ziel – und umso weniger Vitamin D wird gebildet.
Auch die weniger bekannte UV-C-Strahlung kann im Hinblick auf Vitamin D vernachlässigt werden, da sie vollständig in der Atmosphäre abgefangen wird und daher gar nicht bis auf die Erdoberfläche gelangt, um dort eine Wirkung zu entfalten.

Ein Vitamin mit vielen Funktionen

Weil zahlreiche Organe im Körper über Vitamin-D-Rezeptoren verfügen, kann eine ausreichend hohe Versorgung Krankheiten effektiv vorbeugen.

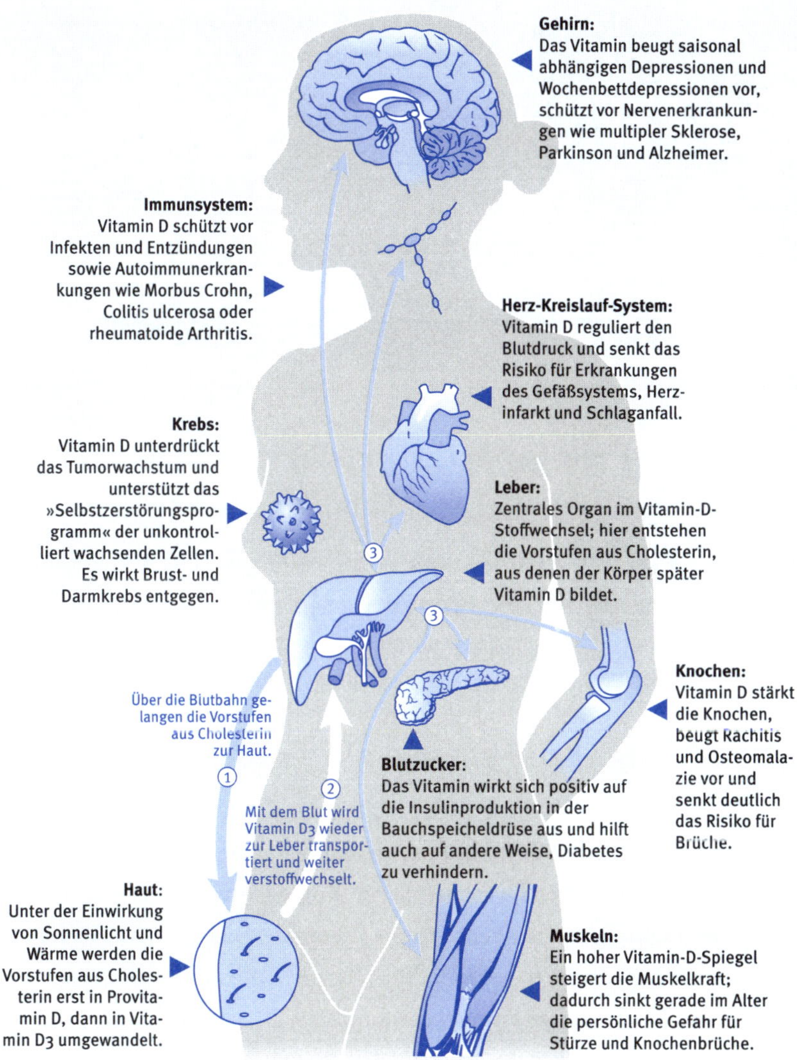

③ Erst in den einzelnen Körperzellen entsteht die aktive Form des Vitamin D, das in den Zellstoffwechsel eingreift.

Einsatz in der Vorsorge und in der Therapie

Wenn es uns gelingt, die natürliche Gesundheitsquelle Vitamin D wieder für den Körper zu erschließen, kann dieses zum Schlüssel der Gesundheitsvorsorge werden und vielen Krankheiten vorbeugen oder Beschwerden lindern.

Ein weitreichendes Spektrum

Auch wenn das Interesse an der Bedeutung des Vitamin D gerade erst richtig ins Rollen kommt, kann man schon heute nur staunen, weil seine Aufgaben im menschlichen Körper so außergewöhnlich vielfältig sind. Das Sonnenhormon ist zum Beispiel immens wichtig für die Nervenzellen, weshalb ihm Wissenschaftler und Ärzte eine große Bedeutung im Kampf gegen multiple Sklerose, Parkinson und Demenz zusprechen. Es unterstützt aber auch das Immunsystem und schützt so vor viralen Infekten ebenso wie es bei Autoimmunerkrankungen wie Morbus Crohn, Colitis ulcerosa oder Rheuma entzündungshemmend wirkt. Vitamin D produziert sogar körpereigene Antibiotika (AMP), die beispielsweise in der Lage sind, Tuberkuloseerreger zu vernichten. Und das ist noch längst nicht alles.

Hilfe bei vielen Beschwerden

Das Sonnenhormon verbessert die Überlebensrate von Patienten mit koronarer Herzkrankheit, weil es unter anderem den Blutdruck senkt und vor peripherer arterieller Verschlusserkrankung schützt (Verengung der Arterien an Armen und Beinen, die mit schmerzhaften Durchblutungsstörungen einhergeht). Vitamin D reduziert das Diabetes-Risiko und hat sich sogar im Kampf gegen Krebs hervorgetan. Zum einen senkt es das Risiko für die Entstehung bösartiger Tumore – vor allem bei Brust- und Darmkrebs –, zum anderen verbessert es die Überlebensrate von Krebspatienten. Weil Vitamin D vor Rachitis, Osteomalazie und Osteoporose bewahrt, gleichzeitig aber auch die Muskulatur kräftigt, verzögert es die Pflegebedürftigkeit im Alter. Und selbst relativ »unbekannte« Krankheiten wie Fibromyalgie, die mit nicht lokalisierbaren, dafür umso schwereren Schmerzen einhergeht, scheinen mit Vitamin-D-Mangel zusammenzuhängen. »Vitamin-D-Gegner« weisen zwar gerne darauf hin, dass chronisch kranke Menschen häufig körperlich gar nicht in der Lage seien, sich ausreichend im Freien aufzuhalten, um genug Vitamin D zu bilden. Somit ware der Mangel lediglich eine Folge und Begleiterscheinung der chronischen Erkrankung, nicht aber die Ursache. Gegen diesen Vorbehalt sprechen jedoch die Ergebnisse von immer mehr Studien, die eine Beeinflussung des Krankheitsbildes durch die gezielte Gabe von Vitamin D zeigen. Selbstverständlich gibt es auch andere Substanzen und Hormone im Körper, die ebenfalls eine herausragende Bedeutung für die

Gesundheit haben. Die besondere Stellung von Vitamin D ergibt sich jedoch aus einem ganz anderen Phänomen: Während die Kenntnisse um seine Bedeutung immer mehr zunehmen, breitet sich weltweit immer stärker ein Vitamin-D-Mangel aus (siehe Seite 68 ff.). Und so kommt Vitamin D offensichtlich eine Schlüsselposition bei der Ausbildung chronischer Krankheiten zu.

Die Folgen des modernen Lebensstils

Die umfangreiche europäische EPIC-Studie, an der zwischen 1992 und 2000 auch mehr als 20 000 deutsche Bürger teilnahmen, untersuchte, wie sich Übergewicht, Rauchen, Ernährung und körperliche Aktivität auf die Entstehung chronischer Krankheiten auswirken. Um den Einfluss der Ernährung sowie die schützende Wirkung von Vitaminen und weiteren Nahrungsbestandteilen zu erforschen, wurden die Beteiligten in regelmäßigen Abständen nach ihren Lebens- und Ernährungsgewohnheiten befragt. Diese Angaben wurden dann unter anderem mit den Blutproben verglichen. Dabei zeigte sich, dass lediglich zehn Prozent der deutschen Bevölkerung frei von negativen Risikofaktoren war. Je weniger Risikofaktoren der Einzelne jedoch trug, umso höher war die Wahrscheinlichkeit, dass er gesund blieb. So reduzierte sich ganz ohne Risikofaktoren etwa die Gefahr, einen Diabetes Typ 2 zu entwickeln, um satte 90 Prozent und das Risiko einer Herz-Kreislauf-Erkrankung um knapp 80 Prozent. Insgesamt zeigt die EPIC-Studie sehr deutlich, dass viele chronische Krankheiten vor allem eine Folge unseres Lebensstils sind – dazu zählt auch der zunehmende Mangel an Vitamin D.

Die Bedeutung von Vitamin D bei Infekten und Entzündungen

In Laborversuchen stellte sich heraus, dass Vitamin D bei der »Verständigung« der Immunzellen im Blut eine wesentliche Rolle spielt. Und diese ist notwendig, um eindringende Viren rechtzeitig erkennen und bekämpfen zu können. Nur wenn das Sonnenhormon in ausreichendem Maße vorhanden ist, schütten die einzelnen Immunzellen verschiedene Botenstoffe aus, auf die andere Immunzellen reagieren. Fehlt es dagegen an Vitamin D, klappt die »Kommunikation« unter den Zellen nicht und die Eindringlinge können sich im gesamten Körper ausbreiten – der Betroffene wird krank. Um den ausgedehnten Infekt zu bekämpfen, benötigt der Körper in der Regel eine ganze Woche; für eine wirkungsvolle Therapie ist es häufig zu spät. Ist hingegen genügend Vitamin D vorhanden, wird rechtzeitig »Alarm« ausgelöst und der Infekt innerhalb von ein bis zwei Tagen beseitigt. Vereinfacht gesagt lässt sich das Prinzip der interzellulären Verständigung durch Botenstoffe mit einem Polizeieinsatz während eines großen Fußballspiels vergleichen: Können sich die Polizisten aufgrund defekter Funkgeräte nicht verständigen, kann ein Trupp Hooligans ungehindert randalieren. Funktionieren die Geräte, wird der Krawall dagegen durch den gezielten Einsatz der Polizeikräfte bereits im Ansatz erstickt.
Eine bedeutende Rolle spielt das Sonnenvitamin offensichtlich auch bei der Vorbeugung und Behandlung von Erkältungskrankheiten der oberen Atemwege oder Asthma bronchiale. Bei einer Untersuchung der Universität von Colorado und der Harvard Medical School zeigte sich, dass sich das Krankheitsrisiko bei einem Mangel um ein Drittel erhöht. Bei Asthma-Patienten erhöhte sich die Wahrscheinlichkeit für eine Infektion sogar um das Fünffache.

Grippe und grippale Infekte

Der englische Allgemeinarzt R. Edgar Hope-Simpson beschrieb 1981 erstmals den Zusammenhang zwischen dem Auftreten der Grippe und den Jahreszeiten. Die ersten konkreten Theorien zur Bedeutung von Vitamin D bei Grippeerkrankungen kamen dann wie so vieles in der modernen Vitamin-D-Forschung aus Amerika. Hier ist vor allem die Arbeitsgruppe um John Cannell zu nennen, die 2006 eine umfangreiche wissenschaftliche Abhandlung veröffentlichte: In den Wintermonaten ist die Sonne in vielen Ländern der Erde viel zu schwach, um die Vitamin-D-Bildung in der Haut auszulösen. Daher sinkt der Vitamin-D-Spiegel beinahe automatisch – was mit einer Abwehrschwäche gegen Grippeviren einhergeht. Es dauerte nicht lange, da konnte im Rahmen der in regelmäßigen Abständen stattfindenden Untersuchungen des National Institute of Health innerhalb der amerikanischen Bevölkerung gezeigt werden, dass Menschen mit niedrigem Vitamin-D-Spiegel im Blut deutlich häufiger an Grippe erkranken als diejenigen, die einen normalen Vitamin-D-Spiegel haben.

Zwar bezweifelten Skeptiker – wie so oft bei derartigen epidemiologischen Studien –, ob Ursache und Wirkung tatsächlich miteinander verknüpft seien. Schließlich könnte es ja auch Zufall sein, dass Grippepatienten weniger Vitamin D im Blut aufweisen als Gesunde. Derartige Spekulation konnte eine japanische Forschergruppe Anfang 2010 jedoch nun eindeutig widerlegen: Sie »päppelte« zwischen Dezember 2008 und März 2009 prospektiv (das bedeutet: nur zu diesem Zweck geplant) und nach dem Zufallsprinzip eine Gruppe von Schulkindern mit zusätzlichem Vitamin D, während eine Vergleichsgruppe ein Präparat ohne Wirkstoff erhielt (Placebo). Ferner war die Studie als Doppelblindversuch angelegt: Weder die Wissenschaftler noch die Kinder wussten, wer

Vitamin D erhielt. Am Ende des Winters zeigte sich, dass die Kinder ohne Vitamin D dreimal so häufig an Grippe erkrankt waren wie diejenigen, die das Sonnenvitamin eingenommen hatten. Damit ist zweifelsfrei bewiesen, dass Vitamin D eine wesentliche Schutzfunktion gegen Grippeerkrankungen hat.

Die antigrippale Wirkung des Sonnenhormons ist natürlich nicht auf Kinder beschränkt. 2009 zeigte eine Studie in New York, dass diejenigen Testpersonen, die regelmäßig Vitamin D zu sich nahmen, ein dreimal niedrigeres Gripperisiko hatten als eine Vergleichsgruppe, die lediglich ein Placebopräparat erhielt.

Asthma bronchiale

Asthma zählt zu den häufigsten chronischen Krankheiten. Allein in Deutschland ist bei etwa drei bis fünf Prozent der Erwachsenen und zehn Prozent der Kinder das Bronchialsystem überempfindlich und chronisch entzündet; weltweit leiden etwa 300 Millionen Menschen an Asthma. Ihre Bronchialschleimhaut schwillt infolge der Entzündung an und die Atemwege verengen sich. Es bildet sich ein zäher Schleim, der sich nur schlecht abhusten lässt. Weil zugleich die Bronchialmuskulatur verkrampft, fällt es immer schwerer auszuatmen. Sie leiden an Atemnot, Beklemmungen und Angst.

Die Ursache für Asthma kann allergischer (häufige Auslöser sind Pollen, Milben und Tierhaare) sowie nicht allergischer (etwa virale Atemwegsinfekte, Kaltluft, Zigarettenrauch oder auch Medikamente) Natur sein. Allerdings sind die Grenzen nicht immer klar – und so leidet der Großteil der Asthmatiker wohl an einer Mischform. In allen Fällen kann Vitamin D jedoch vor den gefürchteten Anfällen schützen. Diese Gewissheit brachte die japanische Studie zum Einfluss von Vitamin D auf Grippeerkrankungen (siehe Seite 24). Zwar hatten schon die zitierten amerikanischen Bevölkerungsstudien erste Hinweise dafür gebracht, dass bei niedrigem Vitamin-D-Spiegel vermehrt Asthma auftritt. Weil es unter den japanischen Schülern in beiden Gruppen Asthmatiker gab, weiß man jetzt, dass Vitamin D Asthma vorbeugt; am Ende des Winters hatten die »Vitamin-D-Kinder« 80 Prozent weniger Asthmaanfälle als die der Vergleichsgruppe. Denn Vitamin D fördert bei der Ausbildung von Immunzellen im Blut diejenigen, die entzündliche Reaktionen eher hemmen. So wird verhindert, dass überschießende Entzündungsreaktionen auftreten, wie sie bei Asthmaanfällen typisch sind.

KÖRPEREIGENES ANTIBIOTIKUM

So beeindruckend die zuvor beschriebenen Wirkungen von Vitamin D auch sind, die Bedeutung des Sonnenhormons bei Infektionskrankheiten geht weit über die »banalen« Atemwegsinfekte hinaus. Es wirkt selbst bei schweren bakteriologischen Infektionen wie Tuberkulose (Schwindsucht). Denn eine mit Tuberkulose infizierte Zelle ist, sobald sie ausreichend mit Vitamin D versorgt wird, in der Lage, durch die Einschaltung bestimmter Gene antimikrobielle Proteine herzustellen, die den Erreger in der Zelle abtöten. Das bekannteste dieser Proteine ist Cathelicidin, das im Körper wie ein Antibiotikum wirkt – hoch effektiv und frei von Nebenwirkungen. Angesichts dieser Eigenschaft des Sonnenhormons wird verständlich, warum im 19. und beginnenden 20. Jahrhundert – also lang vor der Ära der Antibiotika – Tuberkulosekranke in Luftkurorten behandelt wurden. Allerdings war es nicht die Luft, die dort heilte, sondern die Kraft der Sonne, die gerade in den Mittel- und Hochgebirgslagen sehr intensiv scheint.

SO SCHÜTZT VITAMIN D VOR INFEKTEN

Eine ausreichende Vitamin-D-Versorgung ...

... steuert die zelluläre Immunabwehr im Blut.

... schützt vor grippalen Infekten.

... beugt Asthmaanfällen vor.

... produziert körpereigene »Antibiotika« (Cathelicidin).

... vernichtet Tuberkuloseerreger.

... beeinträchigt positiv den Verlauf einer Sepsis.

Sepsis

Selbst im Extremfall einer Infektionserkrankung, der Sepsis (umgangssprachlich auch Blutvergiftung genannt), scheint das Sonnenhormon helfen zu können. Bei dieser komplexen Entzündungsreaktion breiten sich die Giftstoffe (Toxine) der Krankheiterreger von einem infektiösen Ursprungsort (zum Beispiel der Lunge oder den Mandeln) im gesamten Körper aus und lösen eine regelrechte Kettenreaktion aus. Wird die Sepsis nicht rechtzeitig erkannt, versagen innerhalb einiger Stunden alle lebenswichtigen Organe. Allein in Deutschland erleiden jährlich über 150 000 Menschen eine Sepsis; fast die Hälfte dieser Fälle verläuft tödlich.

Wissenschaftler der Universität Graz untersuchen derzeit an Patienten der Intensivstation, wie sich der individuelle Vitamin-D-Spiegel auf den Ausgang der Sepsis auswirkt. Denn ähnlich wie beim Asthma (siehe Seite 25 f.) macht sich auch hier eine Eigenschaft des Vitamin D besonders positiv bemerkbar: Es bremst überschießende und daher für den Körper letztendlich schädliche entzündliche Reaktionen.

Autoimmunkrankheiten

Der Mensch kann nur deshalb in einer Welt voller Bakterien, Viren und Pilze überleben, weil sein Immunsystem pausenlos fremde, möglicherweise gefährliche Stoffe, Krankheitserreger und nicht mehr funktionstüchtige Zellen im Körper ausfindig macht und zerstört. Aus bisher ungeklärten Gründen kann das System versagen: Die natürlichen Killerzellen machen sich dann nicht mehr auf die Suche nach körperfremden Erregern, sondern greifen das eigene, gesunde Gewebe an.

Derzeit sind etwa 60 Autoimmunkrankheiten bekannt. Sie treten bevorzugt zwischen dem 20. und 50. Lebensjahr auf, wobei sich die Krankheit auf bestimmte Organe beschränken (organspezifisch) oder den gesamten Körper betreffen kann (systemisch). Sogar Mischformen sind möglich (intermediär).

Wissenschaftler vermuten, dass die Ursache für das Auftreten einer Autoimmunerkrankung in der Kombination aus genetischer Veranlagung und Umwelteinflüssen liegt. Dabei zeigte schon 2005 eine Untersuchung der Universität Oxford, dass die Krankheiten auch aufgrund eines Vitamin-D-Mangels ausbrechen können. Zu einem ähnlichen Ergebnis kommen Forscher, die den Einfluss von Vitamin D auf typische Autoimmunkrankheiten wie Typ-1-Diabetes, multiple Sklerose, Colitis ulcerosa, Morbus Crohn und rheumatoide Arthritis untersucht haben. Sie alle empfehlen eine ausreichende Versorgung mit Sonnenvitamin als festen Bestandteil der Prävention, weil Vitamin D modulierend auf das Immunsystem wirkt und so eine überschießende Immunreaktion nachhaltig dämpft. Denn es senkt die Produktion von entzündungsfördernden Zytokinen (Proteine, die Wachstum und Entwicklung der Zellen regulieren) und stimuliert zugleich die entzündungshemmenden Zellen des

Immunsystems. Möglicherweise könnte dem Sonnenhormon daher in Zukunft auch bei der Therapie der Autoimmunerkrankungen eine tragende Rolle zukommen.

Multiple Sklerose

Rund 130 000 Multiple-Sklerose-Kranke leben derzeit in Deutschland, weltweit sind es etwa 2,5 Millionen Menschen – Frauen sind etwa doppelt so oft betroffen wie Männer. Die entzündliche Erkrankung des Nervensystems macht sich zum ersten Mal meist im jungen Erwachsenenalter bemerkbar (zwischen 20 und 40). Nur selten tritt sie schon im Kindesalter oder erst bei Senioren zutage. Wie bei allen Autoimmunkrankheiten richtet sich auch bei der multiplen Sklerose (MS) das Immunsystem gegen den eigenen Körper. Die körpereigenen Abwehrzellen docken an die Nervenbahnen an, greifen die schützenden Myelinscheiden (isolierende Lipidschicht um den faserartigen Fortsatz der Nervenzelle) an und verursachen so neurologische Störungen und Schäden. Typische Symptome sind zum Beispiel: Lähmungen, Seh- und Gleichgewichts- beziehungsweise Gangstörungen, später wird auch die Psyche in Mitleidenschaft gezogen (Depressionen, Psychose). Doch so vielfältig die Symptome der Krankheit auch sein mögen: Man weiß heute, dass die Diagnose MS keinesfalls ein Leben im Rollstuhl bedeutet oder gar einem unumstößlichen Todesurteil gleichkommt. Bei vielen Betroffenen verläuft die Krankheit gutartig, oft bilden sich die anfangs schweren Symptome sogar wieder zurück und die Entzündungsherde verheilen.

Die präventive Wirkung von Vitamin D

Wissenschaftler und Ärzte sind sich inzwischen ziemlich sicher, dass das Krankheitsbild der multiplen Sklerose neben einer

WAS IST EIN KRANKHEITSSCHUB BEI MS?

- Treten neurologische Symptome über einen Zeitraum von 24 bis 48 Stunden (und länger) auf und verstreicht zwischen dem Neu- oder Wiederauftauchen der Anzeichen mindestens ein Monat, sprechen Ärzte von einem Krankheitsschub.

- Durchschnittlich kommt es – abhängig von Alter und individuellem Krankheitsverlauf – zu 0,2 bis 1,15 Krankheitsschüben im Jahr. Bei jüngeren Patienten sind Schübe häufiger – ebenso wie in den ersten fünf Jahren. Daher stellt die Schubrate kein sehr sicheres Kriterium dar, um Krankheitsverlauf und Therapieerfolge kritisch zu beurteilen. In den ersten fünf Jahren der Erkrankung ist sie höher und nimmt mit der Dauer der Erkrankung aufgrund des natürlichen Verlaufs auch deshalb spontan ab, weil ein Übergang in eine sekundär chronisch progrediente, also eine allmählich zunehmende und stetig sich verschlechternde Verlaufsform stattfindet, bei der zusätzlich Schübe auftreten können.

- Im Gegensatz zu tatsächlichen Krankheitsschüben verschlechtert sich bei Pseudoschüben eine bereits bestehende neurologische Symptomatik durch äußere Einflüsse wie zum Beispiel Hitze, fieberhafte Infekte oder bestimmte Antidepressiva. Die Verschlechterung geht jedoch wieder zurück, sobald der Auslöser wegfällt (also beispielsweise ein Infekt wieder abklingt oder ein Medikament abgesetzt wird). Darüber hinaus können zum Beispiel Hitze oder physische und psychische Belastung nur Sekunden anhaltende Symptome auslösen (paroxysmale Symptome).

entsprechenden genetischen Veranlagung und bestimmten Umweltfaktoren (wie Infektionen im Kindesalter) vor allem auf einen Vitamin-D-Mangel der Mutter in der Schwangerschaft zurückzuführen ist. US-Wissenschaftler waren auf diesen Zusammenhang gestoßen, als sie die Häufigkeit von MS bei amerikanischen Veteranen mit dem Geburtsort der Betroffenen verglichen. Diejenigen Soldaten, die in den nördlichen Landesteilen Amerikas geboren und aufgewachsen waren, erkrankten deutlich häufiger als ihre Gefährten aus dem Süden des Landes. Es schien also eindeutig einen Zusammenhang zwischen der durchschnittlichen Zahl an Sonnenstunden und dem Auftreten der Krankheit zu geben.
2009 zeigte dann eine Langzeit-Studie einer Forschergruppe um Dr. Fariba Mirzaei von der Harvard School of Public Health in Boston/USA, dass das Krankheitsbild der multiplen Sklerose (MS) unter anderem auf einen Vitamin-D-Mangel der Mutter in der Schwangerschaft zurückzuführen ist.
Die Wissenschaftler beobachteten dazu über einen Zeitraum von 16 Jahren mehr als 35 000 Krankenschwestern. Das beeindruckende Ergebnis: Diejenigen Frauen, deren Mütter in der Schwangerschaft viel Milch getrunken hatten, erkrankten um ein Vielfaches seltener an MS als Kinder von Müttern, die keine oder nur wenig Milch tranken. Sie schlossen daraus: Schon vier Gläser mit Vitamin D angereicherte Milch (wie sie in den USA erhältlich ist) reduzieren das MS-Risiko um 56 Prozent. In Deutschland, wo es die »behandelte« Milch nicht gibt, müssen Schwangere auf andere Weise die Vitamin-D-Versorgung sichern, etwa mit entsprechenden Nahrungsergänzungsmitteln oder vermehrten Sonnenbädern.
Dass auch der regelmäßige Aufenthalt im Freien beziehungsweise die Zahl der Sonnenstunden das MS-Risiko deutlich senkt, zeigte eine andere US-amerikanische Studie unter Zwillingen. Schottische

Wissenschaftler fanden heraus, dass diejenigen Kinder, die sich viel im Haus aufhielten, eher erkrankten als ihre Geschwister (wenn diese oft draußen waren). Aufgrund des natürlich niedrigeren Vitamin-D-Spiegels leiden Kinder, die im Frühling auf die Welt kommen, öfter an MS als zum Beispiel Novemberkinder – ganz einfach, weil ihre Mütter während der Schwangerschaft nicht so viel Sonne tanken konnten.

Familiäre Belastung

An der Oxford Universität in England sind sich die Wissenschaftler sogar sicher, dass in einigen Fällen die Entstehung der Krankheit selbst bei genetischer Veranlagung verhindert werden könne, wenn die Betroffenen entsprechend vorbeugen. Familiär vorbelastete Mütter sollten daher schon in der Schwangerschaft regelmäßig Vitamin D einnehmen und ihre Kinder auch in den ersten Lebensjahren durch zusätzliche Vitamin-D-Gaben stärken.

Auftreten der ersten Symptome

Im Februar 2011 veröffentlichte die Academy of Neurology die Ergebnisse einer australischen Studie, welche die Auswirkung der täglichen Sonnenexposition auf 216 Patienten zwischen 18 und 59 Jahren mit ersten klinischen MS-typischen Symptomen beobachtet. Die Wissenschaftler verließen sich dabei nicht auf die Aussagen der Betroffenen, sondern ermittelten die Anzahl der tatsächlichen Sonnenstunden anhand der individuellen Hautschäden, des jeweiligen Melaninanteils sowie des Vitamin-D-Gehalts im Blut. All diese Daten wurden denen von beinahe 400 gesunden Personen ähnlichen Alters, Geschlechts und Wohnorts gegenübergestellt. Das Ergebnis: Das Risiko, ein erstes MS-typisches Symptom zu entwickeln, sinkt mit jeder »UV-Licht-Portion«. Die Menschen, deren Haut durch die Sonne am stärksten geschädigt war, trugen insgesamt eine um 60 Prozent niedrigere Wahrscheinlichkeit für MS-Symptome als diejenigen, deren Haut der UV-Strahlung am wenigsten ausgesetzt war. Das Ergebnis der Bluttests bestätigte: Je niedriger der Vitamin-D-Spiegel, desto öfter diagnostizierten Ärzte erste Anzeichen von MS. Nicht zuletzt bestätigte die Untersuchung, dass die Häufigkeit von multipler Sklerose steigt, je weiter der Wohnort vom Äquator entfernt liegt.

Vitamin D in der MS-Therapie

Die Schutzfunktion des Vitamin D für die Nervenzellen scheint sich nicht nur auf die präventive Phase der frühen und frühesten Kindheit zu beschränken. Eine ausreichende Versorgung mit Sonnenhormon scheint auch den Verlauf der Krankheit zu mildern. Denn Vitamin D greift als Botenstoff in das Immungeschehen ein und bewirkt dadurch eine antientzündliche Immunantwort.
Das zeigt auch eine klinischen Studie, die eine Arbeitsgruppe um Professor Reinhold Vieth 2007 an der Universität Toronto durchgeführt hat. Zwölf MS-Patienten im klinischen Schub erhielten 28 Wochen lang täglich hohe Dosen Vitamin D von 4 000 bis 40 000 IE (internationale Einheiten) Vitamin D. Im Verlauf der Behandlung ging die Anzahl der Entzündungsherde im Gehirn um die Hälfte zurück. Komplikationen und Beschwerden traten dabei nicht auf – was zeigt, dass selbst eine sehr hohe Vitamin-D-Zufuhr gut verträglich ist (siehe auch Seite 91 ff.). Weil Vitamin D im Tierversuch auch erfolgreich bei der MS-Therapie eingesetzt wurde, könnte es durchaus sein, dass seine positive Wirkung auch beim Menschen weit über die reine Prophylaxe hinausgeht. Dazu sind jedoch noch weitere wissenschaftliche Untersuchungen nötig, die die positive Wirkungsweise in der MS-Behandlung belegen.

Typ-1-Diabetes

Diabetes mellitus (Zuckerkrankheit) ist eine chronische Stoffwechselkrankheit. Beim Typ 1 – im Volksmund auch Jugenddiabetes genannt, weil sie vorwiegend im Kinder- und Jugendalter auftritt – zerstört das körpereigene Immunsystem aus bisher unerfindlichen Gründen die insulinproduzierenden Zellen in der Bauchspeicheldrüse (Betazellen); innerhalb weniger Tage bis Wochen kommt die Insulinproduktion völlig zum Erliegen. Dabei braucht der Körper dieses Hormon unbedingt, damit die Muskelzellen die Nahrungsenergie aus Kohlenhydraten aufnehmen und verwerten können (siehe auch Seite 53 f.). Da sich der Zerstörungsprozess nicht umkehren lässt, müssen die Betroffenen lebenslang Insulin spritzen, um Entgleisungen des Blutzuckerstoffwechsels und daraus folgende Krankheiten wie Netzhautablösung (Retinopathie), Nervenschäden an den Füßen oder Nierenversagen zu verhindern. Dieser Umstand beeinflusst die Lebensqualität natürlich stark. Allein in Deutschland leiden rund 400 000 Menschen an Typ-1-Diabetes – und das bei steigender Tendenz. Weltweit, vermuten Experten, wächst die Rate an Diabetes-1-Patienten jährlich um drei Prozent. Doch immer noch rätseln Wissenschaftler und Ärzte, welche Faktoren diese Form der Zuckerkrankheit verursachen. Möglicherweise wurde vielen Menschen die Wahrscheinlichkeit, an Diabetes vom Typ 1 zu erkranken, schon in die Wiege gelegt. Denn Infektionen in der Schwangerschaft scheinen die Krankheit ebenso zu begünstigen wie das höhere Alter der Mutter oder eine Kaiserschnittentbindung; auch ein zu hohes Geburtsgewicht und eine zu rasche Gewichtszunahme beim Baby scheinen gefährlich. Immer mehr spricht jedoch dafür, dass es sich beim Diabetes vom Typ 1 um eine Autoimmunkrankheit handelt, die unter anderem durch einen Mangel an Vitamin D ausgelöst werden kann.

Schützendes Vitamin D

Der Nachweis von Vitamin-D-Rezeptoren in der Bauchspeicheldrüse zeigt: Das Organ, genauer gesagt seine insulinproduzierenden Zellen (Langerhans-Inseln), benötigen Vitamin D, um ihre Aufgabe optimal übernehmen zu können. Ein Mangel an Sonnenhormon kann daher den Zuckerstoffwechsel durchaus aus der Balance bringen. Dass Vitamin D eine nicht unerhebliche Rolle bei der Entstehung einer Zuckerkrankheit spielen könnte, zeigen verschiedene Forschungsergebnisse.

- Schon 2001 wurde in Finnland über eine Studie berichtet, die vermuten lässt, dass Vitamin D das Typ-1-Diabetes-Risiko ganz offensichtlich senkt. Dazu befragten Forscher 12 000 Frauen, von denen jede im Jahre 1966 schwanger war, ob und wie viel Vitamin D ihren Kindern damals verabreicht wurde und ob diese unter Rachitis litten. 30 Jahre später ergab eine Nachuntersuchung, dass die Kinder, die damals täglich etwa 2000 IE Vitamin D erhielten, später deutlich seltener an Diabetes Typ 1 erkrankten. Ihre Altersgenossen, die ehemals Symptome einer Rachitis zeigten und somit ganz offensichtlich an einem starken Vitamin-D-Mangel litten, trugen dagegen ein um das Dreifache höheres Risiko.
- Tierversuche aus dem Jahr 2004 lassen ebenfalls vermuten, dass Vitamin D eine schützende Wirkung auf die Betazellen hat. Zumindest bei Labormäusen steigt die Diabetesrate um das Doppelte an, wenn die Muttertiere während der Tragzeit in einer Umgebung ohne jegliche UV-Strahlung leben und auch über die Nahrung kein Vitamin D aufnehmen.
- 2008 bestätigte die Auswertung von fünf Studien zum Diabetes Typ 1 (Metaanalyse) die schützende Wirkung von Vitamin D: Bei ausreichend versorgten Kindern sinkt das Risiko um rund 30 Prozent gegenüber einer unterversorgten Vergleichsgruppe.

Sorgen Sie vor!

Sicher muss die Wissenschaft noch weiterforschen, ob sich eine so ernste Erkrankung wie der Typ-1-Diabetes mit einem solch einfachen Mittel wie einer ausreichend hohen Vitamin-D-Zufuhr tatsächlich derart drastisch reduzieren ließe. Angesichts der Studienergebnisse sollten jedoch vor allem Eltern, die bereits selbst an dieser Form der Zuckerkrankheit leiden, bei ihrem Nachwuchs nicht auf die frühkindliche Rachitisprophylaxe verzichten. Denn aufgrund der genetischen Disposition (Veranlagung) ist dessen Risiko, ebenfalls zu erkranken, ohnehin schon 10- bis 20-fach erhöht. Und ohne eine konsequente Vitamin-D-Gabe steigt die Wahrscheinlichkeit nochmals an.

WAS IST DIABETES TYP 2?

Die zweite Form der Zuckerkrankheit, Typ-2- oder Altersdiabetes, an der weltweit deutlich mehr Menschen leiden – geht nicht mit einer Zerstörung der Betazellen einher. Aufgrund eines ungünstigen Lebensstils erschöpft sich jedoch die Bauchspeicheldrüse mit den Jahren immer mehr, bis sie schließlich gar kein Insulin mehr produzieren kann. Durch diese Entwicklung gerät der Zuckerstoffwechsel ebenfalls völlig außer Kontrolle. Durch einen gesunden Lebenswandel – ausgeglichene Ernährung und regelmäßige Bewegung – können Sie Typ-2-Diabetes höchst effektiv vermeiden. Durch eine entsprechende Ernährungsumstellung lässt sich die Krankheit in vielen Fällen sogar wieder mildern – oder bildet sich sogar ganz zurück. Vitamin D kann hier ebenfalls positiv auf den Kranheitsverlauf einwirken. Mehr dazu lesen Sie ab Seite 53 ff.

Autoimmunerkrankungen des Darms

Der Darm ist im Rahmen des immunologischen Geschehens in unserem Körper ein äußerst wichtiges Organ. Schließlich nimmt seine Oberfläche aufgrund der unzähligen Darmzotten mehrere hundert Quadratmeter ein; unsere Körperoberfläche bringt es gerade einmal auf rund zwei Quadratmeter.
Über diese riesige Fläche tritt der Organismus tagaus, tagein in Kontakt zur Umwelt – und dies angesichts der Mengen an Nahrungsmitteln und Flüssigkeit, die wir täglich zu uns nehmen, sehr intensiv. Um schädliches Material rechtzeitig zu erkennen und unschädlich zu machen, kommt es daher auf eine exakte Steuerung des Immunsystems an. Auf der anderen Seite sollte das körpereigene Abwehrsystem nicht auf eigentlich willkommene Bestandteile der Nahrung reagieren, wie zum Beispiel Eiweiß oder bestimmte Vitamine und Mineralstoffe.
Genau dies geschieht jedoch bei einigen den Darm betreffenden Autoimunerkrankungen, wie Colitis ulcerosa und Morbus Crohn, von denen in Deutschland jeweils etwa 200 von 100 000 Menschen betroffen sind. Bei beiden Krankheiten versagt die Steuerung des Immunsystems, weshalb es zu chronischen entzündlichen Veränderungen des Darms kommt, die erhebliche Folgen auf die Versorgung des Körpers mit Nährstoffen haben. So führt zum Beispiel eine Mangelversorgung an Vitaminen und Mineralstoffen zu Müdigkeit, verminderter Leistungsfähigkeit und Blutarmut (Anämie).

Ausweg Vitamin D?

Bereits 1992 war Wissenschaftlern in den USA aufgefallen, dass sowohl Colitis ulcerosa als auch Morbus Crohn in den nordwestlichen Teilen des Landes häufiger auftraten als in den südlichen Landesteilen – und in den Städten wiederum häufiger als auf dem

Land. Offensichtlich schien der Breitengrad und somit die Anzahl der Sonnenstunden die beiden Krankheiten zu beeinflussen. Anschließende Untersuchungen des Bluts zeigten, dass Patienten mit einer Autoimmunerkrankung des Darms tatsächlich häufig einen erniedrigten Vitamin-D-Spiegel haben.
Bei experimentellen Tierversuchen konnte die Arbeitsgruppe von Cantorna im Jahr 2007 durch eine Vitamin-D-Gabe Entzündungsreaktionen im Darm deutlich abmildern. Doch noch sind weitere klinische Studien nötig, um zu klären, inwieweit die gezielte Vitamin-D-Zufuhr bei der Behandlung von chronischen Darmerkrankungen helfen kann.

Rheumatoide Arthritis

Rund 800 000 Menschen leiden in Deutschland an rheumatoider Arthritis, einer speziellen Form des Rheuma. Somit zählt die rheumatoide Arthritis zu den häufigsten chronisch-entzündlichen Krankheiten überhaupt. Die vermutlich genetisch bedingte chronische Entzündung der Gelenkschleimhaut verläuft schleichend. Sie äußert sich bei Frauen am häufigsten im Alter zwischen 55 und 64, bei Männern zwischen 65 und 75. In der Regel macht sich die Krankheit zunächst durch schmerzhafte Schwellungen in den Finger- oder Zehengelenken bemerkbar und breitet sich von dort mit den Jahren über den ganzen Körper aus. Sind Knorpel, Knochen und andere Strukturen des betroffenen Gelenks erst zerstört, ist die Beweglichkeit deutlich eingeschränkt. Dies sollte mit einer frühzeitig begonnenen Therapie verhindert werden. Denn eine Heilung ist derzeit in aller Regel nicht möglich.
Verschiedene Untersuchungen zeigen, dass Patienten mit rheumatoider Arthritis gehäuft einen niedrigen Vitamin-D-Spiegel haben. Dabei steigt die Aktivität der Gelenksentzündung mit abnehmen-

dem Spiegel des Sonnenhormons an. Aufgrund der zunehmend eingeschränkten Beweglichkeit reduzieren sich daraufhin die Aufenthalte im Freien, was das Niveau des Vitamin-D-Spiegels zusätzlich sinken lässt – ein Teufelskreis beginnt.

Therapieoption der Zukunft

Leider fehlen wie bei vielen Krankheitsbildern auch bei der rheumatoiden Arthritis derzeit noch die endgültigen Beweise für die geschilderten Zusammenhänge durch prospektive Studien, wie es sie zum Beispiel zur Grippe gibt (siehe Seite 24). Es ist jedoch wahrscheinlich nur eine Frage der Zeit, bis auch diese Untersuchungen, die die Wirksamkeit der Behandlungsmethode wissenschaftlich bestätigen, erfolgreich durchgeführt sind. Bis es jedoch so weit ist, sollten Betroffene – nicht zuletzt angesichts der zahlreichen anderen, gesicherten positiven Effekte des Sonnenhormons auf den Körper –, durch einen entsprechenden Lebensstil dafür sorgen, dass ihr Vitamin-D-Spiegel das ganze Jahr über auf einem ausreichend hohen Niveau liegt.

SO SCHÜTZT VITAMIN D VOR AUTOIMMUNKRANKHEITEN

Eine ausreichende Vitamin-D-Versorgung ...

... wirkt entzündungshemmend bei Autoimmunerkrankungen des Darms wie Morbus Crohn und Colitis ulcerosa.

... mindert das Risiko für Diabetes Typ 1.

... kann die Entstehung von multipler Sklerose verhindern.

... schützt vor rheumatoider Arthritis.

PARKINSON UND ALZHEIMER

Seit Forscher 1991 in zahlreichen unterschiedlichen Strukturen und Regionen des Gehirns Vitamin-D-Rezeptoren nachweisen konnten, arbeiten sie intensiv daran, die Wirkungsweise des Sonnenhormons zu entschlüsseln, und es vergeht kaum ein Monat, in dem nicht neue Forschungsberichte veröffentlicht werden. Dabei deutet sich an, dass ein Vitamin-D-Mangel neben multipler Sklerose (siehe auch Seite 29 ff.) auch für andere Nervenerkrankungen mitverantwortlich sein kann – auch wenn aussagekräftige Studien noch fehlen:

- Morbus Parkinson: Die vor allem im Alter von 50 bis 60 auftretende Schüttellähmung ist eine der häufigsten Erkrankungen des Nervensystems. Allein in Deutschland leiden durchschnittlich von 1000 Menschen ein bis zwei an Parkinson, bei den über 60-Jährigen sogar einer von 100.

2008 wurde für eine Studie die Vitamin-D-Konzentration im Blut von 100 Parkinson-Patienten bestimmt. Bei mehr als der Hälfte lag der Wert unter 30 ng/ml, 23 Prozent litten sogar an einem regelrechten Vitamin-D-Mangel (unter 20 ng/ml). Bei einer gesunden Kontrollgruppe waren die Werte deutlich besser: Nur 36 Prozent lagen unter 30 ng/ml, 10 Prozent unter 20 ng/ml. Das Ergebnis zeigt, dass dem Sonnenhormon offensichtlich einmal mehr eine tragende Schutzfunktion für das Gehirn zukommt.

- Alzheimer: Lange Zeit galten der langsam fortschreitende Untergang an Nervenzellen und Nervenzellkontakten und damit einhergehende Gedächtnis- und Orientierungsstörungen sowie Störungen des Denk- und Urteilsvermögens als völlig normale Begleiterscheinung des Alterns. Doch warum leiden dann nicht alle Menschen irgendwann an diesen Symptomen, die den Alltag immer schwieriger gestalten lassen? Mögliche Hinweise darauf gibt das Ergebnis einer Studie der Peninsula Medical School an der Universität von Plymouth sowie der Universität Michigan/USA aus dem Jahr 2009. Dazu wurde das Blut von 2000 Senioren – allesamt 65 Jahre und älter – auf seinen Vitamin-D-Gehalt untersucht. Und tatsächlich war die intellektuelle Leistung bei einer ausreichenden Versorgung doppelt so hoch wie bei einem Vitamin-D-Defizit. Weitere Untersuchungen zeigen, dass Alzheimer-Patienten häufig einen deutlich niedrigeren Vitamin-D-Spiegel aufweisen als gesunde Menschen.

Dass ein niedriger Vitamin-D-Spiegel die Denkleistung deutlich reduziert, wies auch Katherine Tucker von der Tufts-Universität in Boston/USA nach. Sie fand 2010 heraus, dass verschiedene Bereiche des Kleinhirns sowie der Hippocampus, also derjenige Teil des Gehirns, der für das Gedächtnis zuständig ist, das Sonnenhormon benötigen. Von insgesamt 1000 untersuchten Pflegebedürftigen wiesen lediglich etwas mehr als ein Drittel einen ausreichend hohen Vitamin-D-Spiegel auf. Und genau diese Gruppe erzielte bei Denk- und Gedächtnistests auch das beste Ergebnis. Besonders fatal ist laut Tucker, dass alte pflegebedürftige Menschen ihre Wohnung kaum noch verlassen und so aufgrund fehlenden UV-Lichts einen immer größeren Vitamin-D-Mangel erleiden. Zwar stehen die letzten wissenschaftlichen Belege noch aus. Doch das Wissen um den Zusammenhang zwischen Vitamin D und Demenz ist umso wichtiger, als die Zahl der Alzheimerpatienten noch steigen soll.

Bewegungsapparat

Vitamin D und Knochendichte wurden viele Jahrzehnte in einem Atemzug genannt: Ein Mangel an Vitamin D führt bei Kindern zu Rachitis, bei Erwachsenen mit zunehmendem Alter zu Osteoporose, weil der Körper das für stabile Knochen wichtige Kalzium ohne Vitamin D nicht optimal verwerten kann – so einfach war die Welt. Doch auch wenn man heute weiß, dass Vitamin D zahlreiche positive Eigenschaften für nahezu alle Organe des menschlichen Körpers hat: Es ist nach wie vor sehr wichtig für stabile Knochen und eine gut ausgebildete Muskulatur.

Stabile Knochen

Damit die Knochen bis ins Alter fest bleiben, muss man schon in jungen Jahren vorsorgen. Die Rachitisprophylaxe im Kindesalter (siehe Seite 76) leistet einen großen Beitrag dazu. Umso fataler ist, dass immer mehr ungeborene Kinder bereits an einer gestörten Mineralisation des Knochens leiden und die Berichte über Neugeborene mit zerbrochenen Knochen zunehmen – und das nicht nur im äußersten Norden unseres Planeten, wo die UV-Strahlung die längste Zeit des Jahres nur relativ schwach ist, sondern auch in sonnenreichen Ländern wie zum Beispiel Arabien. Für die unzureichende Vitamin-D-Bildung in der Haut ist es nämlich unerheblich, ob die Sonne zu wenig scheint oder ob sich der Mensch mithilfe verhüllender Kleidung oder Sonnencreme vor den UV-Strahlen schützt (siehe auch Seite 71). Und je weniger Vitamin D die schwangere Mutter bildet, umso gefährlicher ist es für das Kind.
Auch später braucht der Körper Vitamin D, damit Kalzium im Darm aufgenommen und in den Knochen eingelagert wird (siehe Seite 12 f.). Ohne die Hilfe des Sonnenhormons kann er nur

15 Prozent des Mineralstoffs aus der Nahrung verwerten – viel zu wenig. Kalziumpräparate allein können daher den ab dem 35. Lebensjahr eintretenden natürlichen Knochenabbau und das damit einhergehende Frakturrisiko nicht stoppen.

700–800 IE Vitamin D am Tag senken das Risiko für eine Hüftfraktur um mehr als 25 Prozent. Das ergab eine 2005 publizierte Meta-Analyse, für die verschiedene Datensammlungen ausgewertet wurden. 2007 zeigte dann eine Studie der Boston University, dass das Risiko für Knochenbrüche im Alter sinkt, wenn man regelmäßig Vitamin D einnimmt. Demzufolge gilt Vitamin D immer noch als das Mittel zur Prävention von Altersfrakturen.

OSTEOPOROSE

- **30 Prozent aller Frauen erkranken nach den Wechseljahren an Osteoporose (Knochenschwund) – bei Männern über 50 ist jeder fünfte betroffen. Die Diagnose erfolgt mittels einer schmerzlosen Knochendichtemessung. Der dabei ermittelte »T-Wert« wird mit dem Durchschnittswert junger Frauen verglichen. Je niedriger er ist, desto größer ist das Frakturrisiko.**
- **Nicht nur die Erbanlagen, das Alter oder ein frühzeitiger Eintritt der Wechseljahre (vor 45) bestimmen das persönliche Risiko für Osteoporose. Der Knochenschwund wird auch stark durch den individuellen Lebensstil beeinflusst. Zu wenig Bewegung, Untergewicht, zu viel Alkohol und bestimmte Medikamente (etwa Antiepileptika und Cortison) wirken sich auf lange Sicht negativ auf die Knochendichte aus. Eine herausragende Rolle spielen zudem Kalzium- und Vitamin-D-Mangel.**

Stärkere Muskeln

Die nachlassende Knochendichte ist jedoch nicht allein verantwortlich für die mit dem Alter steigende Rate an Knochenbrüchen. Denn wie hoch das individuelle Sturz- und somit auch das Frakturrisiko tatsächlich ist, liegt zum großen Teil auch daran, wie kräftig die Muskulatur (noch) ist.
Allerdings wird die Erkenntnis, dass auch die Muskulatur über Vitamin-D-Rezeptoren verfügt, derzeit kontrovers diskutiert. Alternativ wird auf deren Existenz in den steuernden Nervenzellen des Rückenmarks verwiesen. Fest steht jedoch, dass eine verbesserte Versorgung auch zu einer besseren Muskelleistung führt. Auch hier besteht also noch reichlich Forschungsbedarf, um die wenigen bekannten Resultate wissenschaftlich abzusichern.

Steigert Vitamin D die sportliche Leistungsfähigkeit?

Eine Studie der University of Manchester untersuchte den Einfluss von Vitamin D auf die Muskelkraft von 99 Mädchen zwischen 12 und 14 Jahren. Ein erster Bluttest ergab, dass der Vitamin-D-Spiegel – wie bei vielen Kindern – relativ niedrig war. Trotzdem ließen sich Leistungsunterschiede erkennen: Probandinnen mit besonders niedrigen Werten konnten nicht so weit springen und nicht so schnell laufen wie diejenigen mit höheren Werten. Inwieweit ein ausreichend hoher Vitamin-D-Spiegel auch bei Sportlern zu einer Leistungsverbesserung führt, ist derzeit Gegenstand wissenschaftlicher Untersuchungen. Im Alltag macht sich die kräftigere Muskulatur auf jeden Fall nützlich, wie kontrollierte Studien von Professor Heike Bischoff-Ferrari am Universitätsspital Zürich zeigen: Sie reduziert das Sturzrisiko – und somit Knochenbrüche – deutlich. Vitamin D wirkt bei Osteoporosepatienten also gleich auf doppelte Weise positiv.

Fibromyalgie

Ein äußerst schwieriges Krankheitsbild, das ebenfalls zum Thema Knochen und Muskulatur gehört, auch wenn es in der Regel den ganzen Körper in Mitleidenschaft zieht, ist die Fibromyalgie, an der allein in Deutschland schätzungsweise 1,5 Millionen Menschen leiden. Die betroffenen Patienten klagen über heftige Schmerzen im gesamten Körper, können diese aber häufig nicht exakt lokalisieren. Weil Röntgenuntersuchungen und Labor nicht weiterhelfen, wird diskutiert, ob die Fibromyalgie eine psychosomatische Ursache haben könnte. In diesem Fall läge primär keine körperliche Erkrankung vor, sondern die körperlichen Symptome würden durch psychische Störungen ausgelöst.

Vitamin-D-Mangel-Test

Amerikanische Wissenschaftler haben einen einfachen, jedoch recht zuverlässigen Test »entwickelt«, um einen ausgeprägten Vitamin-D-Mangel und eine daraus resultierende schmerzhafte Knochenerweichung nachzuweisen: Empfindet ein Patient mit diffusen, unklaren Schmerzen im Körper einen mäßig kräftigen Fingerdruck auf das Brustbein als schmerzhaft, liegt mit großer Wahrscheinlichkeit ein ausgeprägter Vitamin-D-Mangel vor.
Erhärtet sich der Verdacht durch eine einfache Bestimmung des Vitamin-D-Spiegels im Blut, kann dem Patienten in der Regel durch eine verbesserte Versorgung mit dem Sonnenhormon nachhaltig geholfen werden. Ein kleiner »Eingriff« mit großer Wirkung.

Erleichterung durch Vitamin D?

Da die Auslöser der Fibromyalgie bis heute nicht bekannt sind, gibt es noch keine verbindliche Therapie mit guten Heilungsaussichten. Es wäre daher vermessen zu behaupten, Vitamin D sei dabei der wesentliche Faktor. Und dennoch könnte ihm bei der Behandlung eine besondere Bedeutung zukommen. Der Grund: Ein ausgeprägter Vitamin-D-Mangel führt bei Erwachsenen zu ähnlichen Knochenveränderungen wie bei der kindlichen Rachitis. Die Knochen werden weich und verformen sich. Die damit einhergehenden Schmerzen können sich im ganzen Körper ausbreiten. Wäre es somit nicht naheliegend, dass zumindest ein Teil der Betroffenen an einem Vitamin-D-Mangel leidet?
Untersuchungen an Fibromyalgiepatienten in großen US-Schmerzambulanzen im Jahr 2003 bestätigen die Vermutung: Ein Drittel bis zur Hälfte der Betroffenen wiesen einen ausgeprägten Mangel an Sonnenhormon auf. Wurde dieser behoben, verschwanden auch die Schmerzen. Im Helios Seehospital Sahlenburg in Cuxhaven überprüfte man ebenfalls den Vitamin-D-Spiegel von 25 Fibromyalgiepatientinnen. Obwohl keine der Frauen Symptome einer Osteoporose zeigte, litt über die Hälfte an Vitamin-D-Mangel.

SO SCHÜTZT VITAMIN D DEN BEWEGUNGSAPPARAT

Eine ausreichende Vitamin-D-Versorgung ...

... hält die Knochen stabil.

... stärkt die Muskulatur.

... beugt Knochenbrüchen vor.

... lindert unter Umständen die Beschwerden bei Fibromyalgie.

SCHÜTZT VITAMIN D VOR DEPRESSIONEN?

Allein in Deutschland leiden schätzungsweise 10 Millionen Erwachsene – der Großteil Frauen – in den lichtarmen Wintermonaten unter einer Winter- oder Lichtmangeldepression, saisonal abhängige Depression (SAD) genannt. Ihnen fehlt einfach eine ausreichend hohe Dosis Sonnenlicht – und damit wohl auch Vitamin D.

Dass sich Sonnenlicht positiv auf das Gemüt auswirkt, hat wohl jeder schon am eigenen Leib erfahren; eine Studie der Washington University School of Medicine in St. Louis/USA hat diesen Effekt 2006 aber auch wissenschaftlich belegt. Ob das Sonnenhormon jedoch allein und generell vor Depressionen schützen kann, ist noch nicht eindeutig geklärt. Zumindest bei älteren Menschen führt ein Vitamin-D-Mangel ganz offensichtlich zu einer schlechteren Allgemeinstimmung. Das bestätigt eine Untersuchung aus den Niederlanden (2008), in der Forscher bei mehr als 1200 Senioren einen deutlichen Zusammenhang zwischen einem niedrigen Vitamin-D-Blutspiegel und einem erhöhten Depressionsrisiko nachweisen konnten.

Weitere Studien sind angezeigt. Immerhin leiden schon heute deutlich mehr Menschen an Depression als beispielsweise an multipler Sklerose – nach Schätzungen des Bundesgesundheitsministerium sind es allein in Deutschland rund vier Millionen. Damit steht die Depression in der Statistik der Arbeitsunfähigkeitstage an erster Stelle – und die Häufigkeit nimmt in bedrückender Geschwindigkeit zu. Hinsichtlich dieser düsteren Prognose wären weitere Untersuchungen zum offensichtlich positiven Einfluss von Vitamin D auf die Gemütslage mehr als wünschenswert.

Herz-Kreislauf-Erkrankungen

Wie beim Skelettmuskel ist auch beim Herzmuskel der Nachweis der Vitamin-D-Rezeptoren Gegenstand aktueller wissenschaftlicher Diskussionen. Denn Vitamin D scheint viele positive Wirkungen auf das Herz-Kreislauf-System zu haben. Eine wichtige Erkenntnis, wenn man bedenkt, dass allein in Deutschland beinahe jeder zweite Todesfall auf eine Erkrankung desselben zurückgeht.

Bluthochdruck

Schon ein erhöhter Blutdruck, von dem hierzulande die halbe Nation betroffen ist, hängt vom Spiegel des Sonnenhormons im Blut ab. Für Männer steigt das Risiko bei einer unzureichenden Vitamin-D-Versorgung um den Faktor 6, bei Frauen immerhin um den Faktor 2,5. Auch eine umfassende Gesundheitsbefragung unter der US-amerikanischen Bevölkerung (NHANES-Projekt 2003/04 und 2005/06), die unter anderem den Blutdruck und Vitamin-D-Spiegel von beinahe 13 000 Studienteilnehmern verglich, zeigt: Je höher der Vitamin-D-Spiegel, desto niedriger der Blutdruck; der positive Zusammenhang war vor allem bei Menschen über 50 extrem deutlich. Zwar ist der erhöhte Blutdruck noch keine Krankheit. Er weist jedoch eindeutig auf eine Störung im Herz-Kreislauf-System hin. Immerhin bekommen Menschen mit Bluthochdruck 1,5- bis 3-mal so oft einen Infarkt wie solche mit niedrigem Blutdruck.

Herzinfarkt und Schlaganfall

Dass ein Vitamin-D-Mangel lebensbedrohlich sein kann, zeigt eine 2008 publizierte Verlaufskontrolle im Rahmen der Health Professional Follow up Study, die Professor Edward Giovannucci von der Harvard Scool of Public Health in Boston/USA über 10 Jahre bei nahezu 20 000 Amerikanern durchführte. Männer mit einem niedrigen Vitamin-D-Spiegel (< 15 ng/ml) haben im Vergleich zu jenen, deren Vitamin-D-Spiegel über 30 ng/ml liegt, ein 2,5-fach gesteigertes Risiko, einen Herzinfarkt zu entwickeln.

Kann Vitamin D das Herz schützen?

In der Tat sind Herz-Kreislauf-Erkrankungen und ihre Folgen in Deutschland die Todesursache Nummer eins. Und so wundert es nicht, dass auch hierzulande schon über den Zusammenhang von Vitamin D und Herzinfarkt geforscht wurde. Im Rahmen der 2008 publizierten Ludwigshafener Risikostudie beobachtete man acht Jahre lang mehr als 3000 Patienten (Durchschnittsalter 62 Jahre), die sich zuvor einer Untersuchung der Herzgefäße unterzogen hatten (Koronarangiographie). Das Ergebnis: Bei 67 Prozent der Studienteilnehmer waren die Herzarterien stark verengt. In der achtjährigen Nachbeobachtungszeit starben 737 Männer. Dabei zeigte der Vergleich der medizinischen Daten, dass das Risiko, an der Herzerkrankung zu sterben, mit einem zu niedrigen Vitamin-D-Spiegel eindeutig ansteigt – um bis zu 220 Prozent. Das bestätigen 2008 auch Kardiologen vom Mid American Heart Institute in Kansas City/USA: Niedrige Vitamin-D-Werte erhöhen das Risiko für Herzinfarkt und Schlaganfall signifikant. Allerdings fehlen noch weiterführende Studien, um zu klären, ob die gezielte Zufuhr von Vitamin D die Erkrankungen am Herzen wirklich reduzieren kann. Bei akuten Krankheitsfällen im Bereich des Gehirns scheint Vitamin D zumindest hilfreich zu sein. So haben Tierversuche gezeigt, dass ein Schlaganfall oder eine Gehirnblutung weniger Schaden anrichten, wenn der Körper ausreichend mit Vitamin D versorgt ist. Der Grund hierfür dürfte in der allgemeinen Schutzfunktion liegen, die Vitamin D für das Nervengewebe hat.

Periphere arterielle Verschlusserkrankung

Auch bei anderen Erkrankungen des Gefäßsystems wie beim Raucherbein oder bei der Schaufensterkrankheit (periphere arterielle Verschlusserkrankung) zeigt sich eine Abhängigkeit von der Vitamin-D-Versorgung. Die Durchblutungsstörungen der Extremitäten – ausgelöst durch eine zunehmende Verengung oder den Verschluss von Arterien – erschweren allein bei uns in Deutschland rund 4,5 Millionen Menschen das Leben. Anfangs schmerzen die Beine nur beim Gehen, im fortgeschrittenen Krankheitsstadium auch in Ruhe – bis sich letztendlich Entzündungen und Geschwüre zeigen. Mit abfallendem Vitamin-D-Spiegel steigt das Risiko einer solchen Erkrankung um das 3,5fache.

Herzinsuffizienz

Auch wenn die Pumpleistung des Herzens nachlässt und es daher die benötigte Blutmenge nicht mehr ohne Druckanstieg befördern kann (Herzinsuffizienz), kommt das Sonnenhormon ins Spiel. So weiß man zum Beispiel, dass Hühner eine Herzschwäche entwickeln, wenn sie zu wenig Vitamin D bilden – und dass diese sich wieder zurückbildet, sobald die Tiere mit Vitamin D angereichertes Futter erhalten. Ein Forscherduo des Bonner Instituts für Ernährungswissenschaft hat nun zusammen mit dem Herzzentrum Bad Oeynhausen überprüft, ob bei der menschlichen Herzinsuffizienz ähnliche Wirkungsweisen bestehen. Die Wissenschaftler verglichen dazu den Vitamin-D-Gehalt im Blut von 54 Patienten mit Herzschwäche und 34 gesunden Probanden. Das Ergebnis war eindeutig und wurde 2003 im Journal of the American College of Cardiology veröffentlicht: Die Werte der Herzpatienten lagen um bis zur Hälfte unter denen der Kontrollgruppe. Und die Krankheit war umso schwerer, je ausgeprägter der Mangel war. Noch muss sich jedoch zeigen, ob die Zufuhr von Vitamin D beim Menschen das Krankheitsbild so deutlich bessern kann wie bei Hühnern – aber die Anschlussstudien laufen.

Metabolisches Syndrom

Als einen entscheidenden Risikofaktor für koronare Herzkrankheiten haben Wissenschaftler das metabolische Syndrom ausgemacht. Die Kombination aus Bluthochdruck, erhöhten Blutfetten, Insulinresistenz (Typ-2-Diabetes, siehe Seite 53 ff.) und abdomineller Fettleibigkeit (bauchbetontes Übergewicht) ist längst kein Einzelfall mehr, sondern typische Begleiterscheinung des westlichen Ernährungs- und Lebensstils. Umso erfreulicher ist es da, dass sich das Sonnenhormon gleich auf mehrere Risikofaktoren des metabolischen Syndroms positiv auswirkt. Denn neben dem Blutdruck

GEFÄHRLICHES BAUCHFETT

- **Im Bauchfett (medizinisch korrekt: viszerales Fett) bilden sich zahlreiche negative Botenstoffe, die sich auf die Gesundheit auswirken und zum Beispiel im ganzen Körper Entzündungen und Gefäßveränderungen auslösen, aber auch Herzinfarkt und bösartige Tumore verursachen können. Ein dicker Bauch (der Volksmund spricht auch vom Apfeltyp) ist damit nicht nur ein »Schönheitsfehler«, sondern ein ganz wesentlicher Krankheitsfaktor.**
- **Als wichtiger Marker für das Bauchfett und somit für das persönliche Gesundheitsrisiko gilt der Taillenumfang: Er sollte nach Einschätzung der Weltgesundheitsorganisation (WHO) bei Frauen nicht über 88 Zentimeter betragen, bei Männer nicht über 102.**

(siehe Seite 48) beeinflusst es auch die Bauchspeicheldrüse, die Wirkung des Insulins und hilft sogar beim Abspecken, wie eine aktuelle Studie an der Universität von Minnesota/USA zeigt, von der die Forschungsleiterin, Professor Shalamar Sibley, 2009 beim 1. Jahreskongress der Gesellschaft für Endokrinologie in Washington berichtete: Wer einen normalen Vitamin-D-Spiegel aufweist, tut sich leichter, Pfunde abzubauen. Der Grund: Vitamin D fördert die Bildung des Botenstoffs Leptin, ein Hormon, das dem Gehirn während des Essens signalisiert, wann man genug Nahrung zu sich genommen hat. Fehlt dieses Satt-Signal, führt man dem Körper unnötigerweise weitere Energie (Kalorien) zu – und das Gewicht steigt automatisch mehr und mehr an.
Ein neues Abnehm-Wundermittel ist Vitamin D leider aber nicht. Ohne Kalorienreduktion und gesteigerte körperliche Aktivität sinken die Pfunde auch dann nicht, wenn Sie ausreichend mit dem Sonnenhormon versorgt sind.

SO SCHÜTZT VITAMIN D DAS HERZ-KREISLAUF-SYSTEM

Eine ausreichende Vitamin-D-Versorgung ...

... reduziert den Blutdruck.

... schützt vor Herzinfarkt und Schlaganfall.

... vermindert das Sterblichkeitsrisiko nach einem Herzinfarkt.

... hilft, die periphere arterielle Verschlusserkrankung (Schaufensterkrankheit) zu verhindern.

... verbessert die Prognose bei Herzinsuffizienz (Herzschwäche).

... beugt den Risikofaktoren eines metabolischen Syndroms vor.

Diabetes Typ 2

Nachdem finnische Forscher bereits 2001 einen Zusammenhang zwischen Vitamin-D-Mangel und Diabetes Typ 1 entdeckt hatten (siehe Seite 34 ff.), beobachteten Forscher von National Public Health Institute in Helsinki nun auch einen ähnlichen Einfluss auf die Entwicklung des deutlich häufigeren »Altersdiabetes«, von dem in Deutschland schätzungsweise sieben Millionen Menschen betroffen sind. Mehr als 20 Jahre untersuchten die finnischen Wissenschaftler dazu in regelmäßigen Abständen 14 000 erwachsene Frauen und Männer. Dabei entdeckten sie, dass zumindest Männer mit einem niedrigen Vitamin-D-Spiegel öfter an einem Typ-2-Diabetes erkranken; ihr persönliches Risiko steigt um über 70 Prozent. Bei den Frauen war der Unterschied weniger deutlich. Die Wissenschaftler vermuten, dass das Sonnenhormon einen großen Einfluss auf die Bildung und Wirkung von Insulin hat, demjenigen Hormon, das von der Bauchspeicheldrüse immer dann ausgeschüttet wird, wenn der Zuckerspiegel im Blut nach dem Verzehr von kohlenhydrathaltigen Nahrungsmitteln ansteigt.

Insulin dirigiert den Zuckerstoffwechsel

Insulin »öffnet« wie ein Schlüssel die einzelnen Körperzellen und sorgt dafür, dass Zucker aus der Nahrung im Inneren der Zelle verwertet werden kann. Je mehr Kohlenhydrate (Zucker) die Nahrung enthält und je weniger davon durch Bewegung verbrannt werden, desto schneller gerät das Verhältnis von Blutzucker und Insulin aus der Balance. Wenn nämlich der Blutzuckerspiegel rasch emporsteigt, wird auch mehr Insulin produziert, um den Zucker möglichst schnell in die Zellen zu schleusen. Mit Erfolg: Der Blutzuckerspiegel sinkt ebenso rasant, wie er anstieg. Doch das bleibt leider nicht ohne Folgen: Die schlagartig einsetzende »Unterzuckerung« verursacht massiven Heißhunger (nicht selten auf Süßes), der, wenn er gestillt wird, dafür sorgt, dass der Zuckerspiegel schnell wieder nach oben klettert – ein Teufelskreis, dem man nur mit Disziplin und Zuckerverzicht entkommen kann.

So schützt sich der Körper vor zu viel Zucker

Um sich vor dem Überangebot an Zucker zu schützen, entwickeln die Zellen mit der Zeit eine Insulinresistenz, werden also unempfindlich gegen Insulin; das Schlüssel-Schloss-Prinzip versagt, Diabetes vom Typ 2 entsteht. Bei dieser Form handelt es sich – im Gegensatz zum Diabetes mellitus vom Typ 1 – nicht um eine Autoimmun-, sondern um eine chronische Stoffwechselkrankheit; sie wird neben der erblichen Veranlagung vor allem durch Übergewicht und mangelnde Bewegung sowie ein Überangebot an Zucker, sprich Kohlenhydraten gefördert. Weil vor allem ältere Menschen an diesem Diabetes erkranken, bezeichnete man den Typ 2 lange auch als »Alterszucker«. Aufgrund der modernen Lebensumstände sind allerdings immer mehr jüngere Erwachsene und sogar Kinder und Jugendliche betroffen.

Vielversprechende Aussichten

Das Robert-Koch-Institut in Berlin gab 2007 bekannt, dass sich unter Frauen mit einem niedrigen Vitamin-D-Blutspiegel viermal so oft Diabetikerinnen vom Typ 2 finden als in einer vergleichbaren Gruppe mit normalem Wert. Das Ergebnis ist umso beunruhigender, weil diese Diabetesform oftmals mit anderen Krankheiten und Gesundheitsrisiken einhergeht, wie zum Beispiel Übergewicht oder Bluthochdruck – bezeichnenderweise sind auch diese durch einen Vitamin-D-Mangel geprägt.

Angesichts der beachtlichen gesundheitlichen Folgen für die Betroffenen sowie die immensen ökonomischen Konsequenzen für das Gesundheitssystem klingen die 2010 veröffentlichten Daten einer Forschergruppe der Tufts University Boston/USA daher mehr als vielversprechend. Dort hatte man anhand der Daten von etwa 2000 Erwachsenen herausgefunden, dass Personen mit einem hohen Vitamin-D-Spiegel (im Vergleich zu den anderen Studienteilnehmern lag der ermittelte Wert im oberen Drittel) sehr viel seltener an Diabetes erkranken. Ein Mangel an Sonnenhormon scheint demnach ebenso ein Diabetesrisikofaktor zu sein wie Übergewicht und zu wenig Bewegung.
Auch wenn der Insulinstoffwechsel schon aus dem Takt geraten ist, vermag Vitamin D zu helfen. So zeigte eine 2009 von der Arbeitsgruppe um Pamela von Hurst von der Universität Massey veröffentlichte Studie bei Diabetespatienten vom Typ 2 mit niedrigem Vitamin-D-Blutspiegel in Neuseeland, dass gezielte Vitamin-D-Gaben nicht nur die Insulinproduktion anregten, sondern auch die Insulinempfindlichkeit der Zellen verbesserten. Sie sprachen wieder auf das Hormon an und öffneten sich, um den Zucker aus der Nahrung zu verwerten.

SO SCHÜTZT VITAMIN D VOR TYP-2-DIABETES

Eine ausreichende Vitamin-D-Versorgung ...

... beeinflusst das harmonische Gleichgewicht des Zuckerstoffwechsels.

... regt die Insulinproduktion an.

... verbessert die Insulinempfindlichkeit der Zellen.

Bösartige Tumore

Bis heute haben Forscher 230 verschiedene Arten von Krebs identifiziert. Die hoch komplizierte Krankheit beschäftigt tausende von Wissenschaftlern und Ärzten, die Pharmaindustrie macht mit Mitteln gegen Krebs Milliardenumsätze. Doch trotz aller Forschung ist Krebs nach wie vor in vielen Fällen unheilbar. Jedes Jahr erkranken allein in Deutschland rund 250 000 Menschen an Krebs, etwa 115 000 sterben an bösartigen Tumoren oder deren gesundheitlichen Folgen.

Doch die neueste Vitamin-D-Forschung lässt auch bei der Behandlung von Krebserkrankungen hoffen. Wissenschaftler konnten nachweisen, dass Vitamin D bei etwa 20 verschiedenen Tumorarten das Tumorgeschehen positiv beeinflusst. Denn nicht nur gesundes Gewebe verfügt über Vitamin-D-Rezeptoren, auch bei vielen Tumorzellen ließen sich diese nachweisen. Vitamin D kann daher direkt vor Ort andocken und ins Krankheitsgeschehen eingreifen, indem es auf die Gene in den mutierten Zellen einwirkt. Allerdings ist die Wirkung nicht immer so ausgeprägt wie bei Brust- und Darmkrebs (siehe ab Seite 60) – und zum Teil auch statistisch weniger abgesichert.

Das Ergebnis einer Studie, die Professor Joan Lappe von der Creighton Universität Omaha/Nebraska 2007 publizierte, sollte in diesem Zusammenhang nicht unerwähnt bleiben, da sie alle Kriterien einer klassischen Arzneimittelstudie erfüllt, bei der weder Patienten noch die behandelnden Ärzte wissen, wer tatsächlich einen Wirkstoff erhält und wer nur ein Placebo (Mittel ohne Wirkstoff) einnimmt. 1200 Frauen über 55 Jahre nahmen an der Untersuchung teil: Eine Gruppe nahm täglich Kalzium ein, eine andere eine Kombination aus Kalzium und 1100 IE Vitamin D und

eine dritte ein Placebomittel. In den darauffolgenden vier Jahren erkrankten 50 Frauen an verschiedenen Krebsarten. Doch nicht jede Gruppe war gleichermaßen betroffen. Das Krankheitsrisiko der Vitamin-D-plus-Kalzium-Gruppe sank im Vergleich um 77 Prozent. Welch eine Perspektive.
Auch in der Nachsorge lässt sich mithilfe epidemiologischer Untersuchungen für praktisch alle bösartigen Tumore ein ähnlich positiver Effekt des Sonnenhormons beobachten: Wird die Krankheit im Sommer erkannt und behandelt, sind die Prognosen zum weiteren Krankheitsverlauf weitaus günstiger als bei Tumoren, die im Winter operiert werden. Vermutlich liegt das daran, dass der Körper im Sommer genug Vitamin D bilden kann. Seine Speicher sind deswegen ausreichend gut gefüllt. Im Winter dagegen sinkt der Vitamin-D-Spiegel beinahe automatisch, weil die Haut kein neues Vitamin D bildet, obwohl die Vorräte zu Neige gehen. Es ist dann einfach nicht mehr genug Vitamin D im Blut vorhanden, das ins Krankheitsgeschehen eingreifen kann.

SO WIRKT VITAMIN D AUF BÖSARTIGE TUMORE

Es unterdrückt das Tumorwachstum, reduziert die Gefäßneubildung im Tumor und schneidet so den Tumor von der Sauerstoff- und Nährstoffversorgung ab, schwächt die Signale zur Metastasierung und sorgt sogar dafür, dass sich bösartige Zellen zu gutartigen verändern können. Zugleich sendet das Sonnenhormon vermehrt Impulse an den Körper, die Apoptose zu veranlassen, ein »Selbstzerstörungsprogramm« für Zellen, mit dem sich der Organismus vor geschädigten und unkontrolliert wachsenden Zellen schützt.

WIE KREBS ENTSTEHT

Unsere Zellen erneuern und regenerieren sich fast rund um die Uhr. Im Sekundentakt baut der Körper zwischen 10 und 50 Millionen von ihnen ab und ersetzt sie durch neue. Dabei kommt es jeden Tag bis zu mehreren hundert »Lesefehlern«; ein fehlerhaftes Duplikat entsteht, das Mutationen aufweist, die es daran hindern, seine Aufgabe im Organismus wie vorgesehen zu erfüllen. Wenn das körpereigene Kontrollsystem versagt, können aus diesen Zellen Tumorzellen werden, die unkontrolliert wachsen und sich im schlimmsten Fall zu bösartigen Krebszellen wandeln, die sich im Körper ausbreiten.

Ein neuer Ansatz

Die gängigen Thesen zur Krebsentstehung gehen mehrheitlich davon aus, dass die Steuerung der Zelle aus dem Ruder läuft und die Tumorentstehung ihren schicksalshaften Lauf nimmt, wenn Erbmaterial (DNA) zum Beispiel durch radioaktive Strahlung, giftige Chemikalien oder Parasiten, Bakterien und Viren geschädigt wird. 2009 jedoch hat ein angesehenes Forscherteam um Professor Dr. Cedric Garland am Moores Cancer Center der University of California in San Diego/USA ein neues Modell zur Krebsentstehung präsentiert: DINOMIT. Das Spannende daran: DINOMIT berücksichtigt nicht nur die neuen Erkenntnisse der Epigenetik (Spezialgebiet der Biologie, das sich mit denjenigen Eigenschaften einer Zelle befasst, die auf Tochterzellen vererbt werden und nicht in der DNA-Sequenz festgelegt sind), sondern zeigt auf, in welchem Umfang Vitamin D korrigierend auf entartete Zellen wirkt. Die Ergebnisse zukünftiger Forschungsarbeiten werden zeigen müssen, ob sich das Modell in allen Einzelheiten so bestätigen lässt. Die vorliegenden Erfahrun-

gen zeigen jedoch schon jetzt, dass ein ausreichend hoher Vitamin-D-Spiegel nicht nur hinsichtlich der Tumorprävention empfehlenswert ist, sondern auch positiv auf das Krankheitsgeschehen wirkt, wenn bereits ein Tumor vorliegt – unabhängig in welchem Stadium.

DINOMIT – ein neues Krebsmodell

Dr. Cedric Garland beschreibt vier Stadien der Tumorbildung. In jeder davon übt Vitamin D einen hemmenden Einfluss auf das Tumorgeschehen aus.

1. **Die Entartung einer Zelle beginnt mit der Lockerung des Zell-Zell-Verbands – also der engen Verbindung einer Zelle mit ihren Nachbarzellen. Solange die Zellen im festen Verbund stehen, beeinflussen sie sich gegenseitig und verhindern so eine Entartung. Vitamin D sorgt für die Aufrechterhaltung dieser festen Verbindungen.**
2. **Eine DNA-Veränderung führt unter anderem dazu, dass eine gelockerte Zelle sich vermehrt und unkontrolliert teilt. Selbst jetzt noch kann ein genügend hoher Vitamin-D-Spiegel den Zellverbund wiederherstellen und die vermehrte Zellteilung bremsen.**
3. **Die wuchernden Zellanteile vermehren sich rascher als das normale umgebende Gewebe und bilden auf diese Weise einen lokalen Tumor. Vitamin D bremst in diesem Stadium die Teilung der reifen Zellen und unterdrückt so das Tumorwachstum.**
4. **Das Tumorgewebe verschafft sich Anschluss an die Blutgefäße und durchbricht die Organgrenzen. Selbst in diesem Stadium beeinflusst Vitamin D die entarteten Zellen wieder in Richtung reguläres Verhalten. Das Gleiche gilt für die weiteren Stadien, wie den Einbruch ins Lymphsystem und die Metastasenbildung.**

Brustkrebs

Die häufigste bösartige Tumorform in Deutschland ist auch die zweithäufigste Todesursache unter der weiblichen Bevölkerung: 64 000 Frauen erkranken hierzulande jährlich an Brustkrebs (Mammakarzinom), 17 000 sterben daran. Weil Brustkrebs relativ früh Metastasen streut, erleidet etwa die Hälfte der betroffenen Frauen ein Rezidiv (Rückfall), an dem 70 Prozent innerhalb der nächsten drei Jahre versterben. Eine traurige Bilanz.
Umso erfreulicher sind die Daten zum Einfluss des Sonnenhormons auf die Entstehung eines Mammakarzinoms – auch wenn die Wissenschaftler den Zusammenhang in mühsamer Kleinarbeit herstellen mussten: Der Krebsatlas der Vereinigten Staaten, in den landesweit alle Karzinomfälle eingetragen werden, zeigt, dass im Nordosten des Landes deutlich häufiger bösartige Tumoren der weiblichen Brust auftreten als in den südlichen und westlichen Bundesstaaten. Vergleicht man diese Verteilung mit der jährlichen Sonnenscheindauer, finden sich die höchsten Tumorraten im Bereich der geringsten Sonnenscheindauer – und umgekehrt. Aufgrund dieser Beobachtung prüfte man mit statistischen Formeln, ob sich eine Beziehung zwischen der Vitamin-D-Zufuhr über die Nahrung und dem Auftreten von Brustkrebs feststellen ließ. Die Untersuchungen ergaben ebenfalls eine statistisch gesicherte Verbindung zwischen dem Sonnenhormon und der Häufigkeit bösartiger Tumore der Brustdrüse. Doch erst als man Blutuntersuchungen durchführte, um die korrekte Menge des im Körper vorhandenen Vitamin D zu messen, kam ans Licht, welche außerordentliche Bedeutung das Sonnenhormon gerade bei den Mammakarzinomen hat: Sowohl internationale Daten als auch Untersuchungen des Deutschen Krebsforschungszentrums in Heidelberg haben 2007 und 2008 gezeigt, dass sich mit einem

NEUES AUS DER BRUSTKREBSFORSCHUNG

- Die US-amerikanische »Iowa Women Study«, an der zwischen 1986 und 2004 rund 34 000 Frauen teilnahmen, zeigte, dass Frauen, die mithilfe von Nahrungsergänzungsmitteln 800 IE Vitamin D zu sich nahmen, ein um 34 Prozent vermindertes Risiko hatten, an Brustkrebs zu erkranken, als Frauen einer Vergleichsgruppe, die nur die halbe Menge davon einnahmen.
- 2007 zeigte die »Women Health Study« anhand der Daten von 10 000 Frauen vor und 20 000 Frauen nach den Wechseljahren, dass das Brustkrebsrisiko vor der Menopause um ein Drittel sinkt, wenn die Vitamin-D-Versorgung ausreichend hoch ist.
- Eine kanadische Untersuchung beweist, dass das Brustkrebsrisiko bei Frauen, die zwischen dem 10. und 19. Lebensjahr öfter an der Sonne waren, um 35 Prozent sinkt. Und auch Sonnenbäder in der dritten Dekade (20. bis 29. Lebensjahr) verringern das Risiko, wenn auch weniger signifikant.
- Ende 2007 überprüfte man am Deutschen Krebsforschungszentrum Heidelberg die Vitamin-D-Versorgung von knapp 300 Frauen, die vor den Wechseljahren an Brustkrebs erkrankten. Ein Vergleich zu einer Kontrollgruppe ergab: Das Brustkrebsrisiko der Frauen, die viel Vitamin D zu sich nehmen, sinkt um die Hälfte.
- Anfang 2008 veröffentlichte das Deutsche Krebsforschungszentrum eine weitere Studie zur Wirkung von Vitamin D. Wieder zeigte der Vergleich von 1300 Frauen, die nach den Wechseljahren an Brustkrebs erkrankten, mit einer Kontrollgruppe, dass das Krebsrisiko entsprechend der Vitamin-D-Versorgung sinkt – um 69 Prozent gegenüber der Gruppe mit den niedrigsten Spiegeln.

regelrechten Vitamin-D-Spiegel das Risiko für ein Mammakarzinom um sage und schreibe 70 Prozent reduziert. Bei einer besseren Versorgung könnten also sieben von zehn Erkrankungen vermieden werden.
Selbst im akuten Krankheitsfall, also wenn bereits ein bösartiger Brusttumor diagnostiziert wurde, hat Vitamin D noch eine positive Wirkung. Kanadische Wissenschaftler beobachteten von 1998 bis 2008 512 Frauen, die aufgrund eines Mammakarzinoms operiert werden mussten. Sie stellten fest, dass ein niedriger Vitamin-D-Spiegel das Risiko für eine Metastasierung um 94 Prozent steigerte, die Wahrscheinlichkeit, vorzeitig zu sterben, stieg um 73 Prozent. Trotz dieser überwältigenden Entdeckungen ist die Vitamin-D-Supplementierung zur Zeit kein fester Bestandteil der Krebstherapie. Nicht einmal jeder zehnte Arzt überprüft überhaupt routinemäßig den Vitamin-D-Spiegel seiner Patienten.

Darmkrebs

Erfreulicherweise beschränkt sich die Wirkung von Vitamin D nicht auf das Mammakarzinom; die gleichen positiven Ergebnisse gibt es für bösartige Darmtumore (kolorektale Karzinome) – bei Frauen und Männern die zweithäufigste bösartige Tumorform. Den ersten Hinweis auf einen Zusammenhang zwischen Krankheit und individueller Vitamin-D-Versorgung gab wieder einmal das gehäufte Auftreten von Darmkrebs im Nordwesten der USA. Gezielte Befragungen zur Vitamin-D-Zufuhr sowie anschließende Blutuntersuchungen bestätigten die Vermutung. Hinzu kommt, dass die tumorös entartete Dickdarmschleimhaut durchschnittlich mehr Vitamin-D-Rezeptoren aufweist als gesundes Material. Das spricht ebenfalls dafür, dass Vitamin D bei der Bekämpfung von Krebs eine tragende Rolle zukommen könnte.

Vitamin D senkt die Sterberate bei Darmkrebs

Nachdem bereits mehrere ermutigende Veröffentlichungen erschienen waren, zeigte eine 2007 im Journal of the National Cancer Institute veröffentlichte Studie von US-Forschern aus Maryland an fast 17 000 Personen, dass ein Vitamin-D-Spiegel über 32 ng/ml im Vergleich zu dem unter 12 ng/ml das Risiko für bösartige Dickdarmtumore wie auch beim Brustkrebs um 50 Prozent reduziert. Vor allem bei Darmkrebs sei der Zusammenhang zwischen Vitamin-D-Versorgung und Sterblichkeitsrate deutlich. 2008 bestätigte eine weitere US-Publikation: Bei 304 Dickdarmkrebspatienten, die durchschnittlich 18 Jahre unter Langzeitbeobachtung standen, zeigte sich, dass die Überlebensrate in signifikantem Zusammenhang mit dem Vitamin-D-Spiegel steht. Bei der besser versorgten Gruppe reduzierte sich die Gesamtsterblichkeit beinahe um die Hälfte, die tumorbedingte um beinahe 40 Prozent.

Die aktuelle Forschungslage zeigt, dass Vitamin D durchaus einen wichtigen Beitrag zur Prävention von bösartigen Darmtumoren zu leisten vermag. Ob es sich auch in der Therapie erfolgreich einsetzen lässt, ist noch nicht hinreichend untersucht. Doch alles scheint darauf hinzudeuten, dass das Sonnenhormon bei dieser Krebsart ein ebenso wirkungsvoller Verbündeter ist wie bei Brustkrebs.

Prostatakrebs

Prostatakrebs ist – vor Darm- und Lungenkrebs – die häufigste bösartige Tumorform bei Männern. Nachdem bekannt wurde, dass das Prostatagewebe ebenfalls über Vitamin-D-Rezeptoren verfügt, führte man bei Patienten mit einem Prostatakarzinom zahlreiche Untersuchungen zur Bedeutung von Vitamin D durch. Leider jedoch sind die Ergebnisse weniger eindrucksvoll als bei den bisher besprochenen Tumoren – und in sich widersprüchlich. Fest steht: Eine regelmäßige Sonnenexposition kann vor Prostatakrebs schützen. Michael Freeman vom Childrens Hospital Boston und Ester John vom Northern California Cancer Center zeigten in epidemiologischen Untersuchungen aus den Jahren 2002 und 2004, dass das Risiko für ein Prostatakarzinom um fast 50 Prozent sinkt, wenn ein Mann sich regelmäßig in der Sonne aufhält. Wer in der Jugend oft einen Sonnenbrand hatte (ein eindeutiges Zeichen für häufige Sonnenbäder), reduzierte das persönliche Risiko sogar um 80 Prozent. Die bei den Brust- und Darmtumoren so klare Abhängigkeit der Tumorentstehung und des Tumorwachstums von der Höhe des Vitamin-D-Spiegels jedoch findet sich bei den Patienten mit Prostatakarzinom nicht.

Im Jahr 2009 konnte Dr. Ruth Travis von der Epidemiology Unit der Universität Oxford die Ergebnisse aus der großen EPIC-Studie veröffentlichen: In sieben verschiedenen europäischen Ländern fand sich keine signifikante Verbindung zwischen dem Vitamin-D-Spiegel und dem individuellen Risiko, ein Prostatakarzinom zu entwickeln. Anfang des Jahres 2011 veröffentlichte Rebecca Gilbert eine Meta-Analyse (Zusammenfassung von 24 wissenschaftlichen Veröffentlichungen zu Vitamin D aus sieben elektronischen Datenbanken mit 24 000 Publikationen). Sie kam ebenfalls zu dem Schluss, dass die vorhandene Literatur wenig Anhalt dafür liefere, dass Vitamin D eine bedeutende Rolle in der Verhütung des Prostatakarzinoms oder beim Fortschreiten des Tumors spiele.

Bösartige Tumore der Haut

Hauttumore wachsen ausgerechnet dort, wo Vitamin D gebildet wird: in der Haut. Wie kann das geschehen, wenn Vitamin D doch offensichtlich so wirkungsvoll vor Tumoren schützt? Die Mehrzahl der Hautärzte warnt eindringlich davor, die Haut ungeschützt der

Sonne auszusetzen, da dies zu Krebs führen kann. Andere Mediziner empfehlen dagegen ausdrücklich regelmäßige Sonnenbäder, um Krebs vorzubeugen.

Was bei allem Zank oft vergessen wird: Es gibt zwei unterschiedliche Typen bösartiger Hauttumore. Der häufig auftretende weiße Hautkrebs (Basalzellkarzinome) wächst sehr langsam und streut nicht, bildet also keine Metastasen. Schwarzer Hautkrebs (malignes Melanom) ist dagegen äußerst bösartig, weil er frühzeitig metastasiert. Er tritt jedoch eher selten auf. Leider werden bei der Argumentation gegen die Sonnenlichtexposition nicht selten beide Hauttumorarten in unzulässiger Weise in einen Topf geworfen – und dann heißt es schnell: Hauttumore sind die häufigsten und bösartigsten aller Tumore. Das stimmt so nicht. Denn der relativ geringen Zahl von bösartigen schwarzen Hauttumoren steht eine viel größere Anzahl von bösartigen Tumoren anderer Organe gegenüber, die durch gezielte Sonnenbäder zur Vitamin-D-Produktion mit großer Wahrscheinlichkeit vermieden werden könnten (siehe Seite 58 f.).

SO SCHÜTZT VITAMIN D VOR KREBS

Eine ausreichende Vitamin-D-Versorgung ...

... hat erwiesenermaßen einen positiven Effekt bei Brust- und Dickdarmkrebs.

... beugt vermutlich Knochenmark-, Lymphknoten-, Blasen-, Nieren-, Magen-, Bauchspeicheldrüsen-, Speiseröhren-, Mundhöhlen- und Rachenkrebs vor.

... vermindert grundsätzlich das Risiko für Metastasenbildung.

MÖGLICHE AUSLÖSER FÜR EINEN VITAMIN-D-MANGEL

Wie Sie auf den vorangegangenen Seiten erfahren haben, kann ein Mangel an Sonnenhormon die Entstehung einer nicht unerheblichen Anzahl von (Zivilisations-)Erkrankungen begünstigen, die in der westlichen Welt in erschreckendem Maße zunehmen. Es ist eindeutig: Der moderne Lebenstil – und dazu gehört auch unser Verhältnis zur und der Umgang mit der Sonne – schadet der Gesundheit und dem Wohlbefinden.
Im Zuge der Forschung hat man aber auch herausgefunden, dass es gleichzeitig einige Krankheiten gibt, die sich negativ auf den Vitamin-D-Spiegel im Blut auswirken, ohne dass die Ursache dafür bekannt ist. Möglicherweise wird die Bildung von Vitamin D durch bestimmte Stoffwechselveränderungen im Körper behindert oder das Krankheitsbild führt dazu, dass die betroffenen Menschen sich weniger der Sonne aussetzen.

Risikofaktoren und Krankheiten, die für einen vorhandenen Mangel an Vitamin D sprechen

- **Autoimmunerkrankungen (zum Beispiel multiple Sklerose, Rheuma, Crohnsche Erkrankung, Typ-1-Diabetes, Bechterewsche Erkrankung; siehe auch Seite 28 ff.)**
- **Bluthochdruck (siehe auch Seite 48)**
- **Depression (siehe auch Seite 47)**
- **Diabetes Typ 2 (siehe auch Seite 53 ff.)**
- **Chronisches Müdigkeitssyndrom (Fatigue-Syndrom): Der körperliche und psychische Erschöpfungszustand trotz ausreichender Schlaf- und Erholungsphasen kann verschiedene Erkrankungen begleiten, wie zum Beispiel Krebs, chronische Beschwerden am**

Herzen oder chronische Krankheiten wie Rheuma und multiple Sklerose; er tritt aber auch ohne erkennbare Auslöser auf.

- Epilepsie: wiederholtes Auftreten von epileptischen Anfällen (spontan auftretenden Krämpfen) infolge einer plötzlichen Fehlfunktion des Gehirns aufgrund sich entladender Nervenzellen.
- Fibromyalgie (siehe auch Seite 45 f.)
- Gelenkschmerzen: schmerzhafte Beschwerden, die mit Steifigkeit, Schwellungen und Erwärmung einhergehen, wie bei Rheuma, Arthrose und Gicht
- Kreuzschmerzen: Schmerzen und Beschwerden im unteren Bereich des Rückens (von den untersten Rippen bis zum Gesäß)
- Migräne: neurologische Erkrankung mit periodisch wiederkehrenden, anfallartigen, pulsierenden und halbseitigen Kopfschmerzen; oft begleitet von Übelkeit, Erbrechen, Licht- und Lärmempfindlichkeit, Sehstörungen und motorischen Störungen
- Muskelschwäche (siehe auch Seite 44)
- Osteoporose (siehe auch Seite 42 f.)
- Polyzystisches ovarielles Syndrom (POS): hormonelle Störung bei Frauen, die meist mit chronischen Zyklusstörungen (keine Eisprünge), Akne, vemehrtem männlichem Haarwuchs und Ausfall der Kopfbehaarung einhergeht
- Schizophrenie: schwere psychische Erkrankung, die durch Störungen des Denkens, der Wahrnehmung und der Gemütserregungen gekennzeichnet ist
- starkes Übergewicht (siehe auch Seite 77)
- ungeklärte Schmerzen im Muskel-/Bandapparat (siehe auch Seite 45 f.)

Wie verbreitet ist Vitamin-D-Mangel?

Der Mensch braucht Vitamin D, um sich optimal zu entwickeln und möglichst lange gesund zu bleiben. Trotzdem sind rund 90 Prozent der Bevölkerung unterversorgt. Das hat natürlich gesundheitliche Folgen.

Ein internationales Problem

Zu der Erkenntnis, dass dem Sonnenhormon gesundheitlich eine weitaus größere Bedeutung zukommt als lange Zeit gedacht, kommt, dass weite Teile der Bevölkerung unter einem Vitamin-D-Mangel leiden – laut Nationaler Verzehrsstudie von 2008 sind allein in Deutschland 82 Prozent der Männer und 91 Prozent der Frauen betroffen. Die etwa zum gleichen Zeitpunkt vom Robert Koch-Institut in Berlin an einer repräsentativen Gruppe von Kindern und

Erwachsenen durchgeführten Blutuntersuchungen zeigen, dass nicht nur mit der Nahrung zu wenig Vitamin D aufgenommen wird, sondern auch offensichtlich in der Haut keine ausreichenden Mengen des Sonnenhormons gebildet werden. Woran liegt das?

Ursachen für das Vitamin-D-Defizit

Allzu gern entschärft man Probleme heute mit den Argumenten: »Das war schon immer so« und »Da kann man nichts machen«. Denn in diesen Fällen muss man sich natürlich auch nicht um Lösungen bemühen. Mit dem Vitamin-D-Mangel ist das allerdings etwas ganz anderes. Schließlich stand die Wiege der Menschheit vor vielen Millionen Jahren auf Höhe des Äquators in Afrika – und dort scheint die Sonne bekanntlich stärker als bei uns in Europa. Die Menschheit ist also eigentlich von Natur aus an die Sonne gewöhnt und sollte keine Furcht vor ihr haben – ganz unabhängig davon, dass die UV-Strahlung zur Vitamin-D-Produktion in der Haut unabdingbar ist. Was ist geschehen, dass jenes ehemals ungetrübte »Verhältnis« zwischen Sonne und Menschen heute für viele so problematisch geworden ist?

Der Einfluss der Moderne

Das erste Ereignis, das dazu beitrug, liegt schon viele hunderttausende Jahre zurück: Unsere urzeitlichen Ahnen verließen ihren ursprünglichen Lebensraum, um neue Jagdgebiete zu erschließen. Je weiter sie dabei gen Norden vordrangen, desto schwächer wurde die Sonne. Der körpereigene Sonnenschutz, den die dunkle Haut bot, war dort nicht mehr nötig. Im Gegenteil, er behinderte jetzt sogar die Bildung des lebenswichtigen Sonnenhormons. Die Natur löste das Problem wie schon so oft durch eine entsprechende genetische Anpassung. Über Jahrtausende »mutierten« die nachfolgenden Generationen zu hellhäutigen, blonden Menschen. Ihre empfindliche Haut reagierte auch auf die schwachen Sonnenstrahlen in nordischen Sommern, die von einer braun pigmentierten Haut vollständig verschluckt würden.

Folgen der Industrialisierung

Diese Entwicklung zeigt, wie effektiv und anpassungsfähig der menschliche Körper ist – sofern der Mensch der Natur nicht ins Handwerk pfuscht. Genau dies aber geschah vor rund 250 Jahren, als die Industrialisierung von England ausgehend das Leben in ganz Europa zu prägen begann. Schließlich kann selbst die empfindlichste Haut kein Vitamin D mehr herstellen, wenn die Sonne nicht mehr auf sie scheint. Immer mehr Menschen wanderten seit der zweiten Hälfte des 17. Jahrhunderts auf der Suche nach Arbeit vom Land in die Städte. Dort war aufgrund mangelnder Umweltschutzgesetze die Luft alles andere als klar und sauber, stattdessen verdunkelten Ruß und Qualm den Himmel. Die gesundheitliche Folge ließ nicht lange auf sich warten: Bald rollte die erste Rachitiswelle über Europa. Die Zahl der von der »englischen Krankheit« betroffenen Kinder sank erst wieder deutlich, nachdem man den positiven Einfluss von Sonnenlicht und Lebertran auf die Rachitis entdeckte und zudem Anfang des 20. Jahrhunderts die heilende Wirkung künstlichen UV-Lichts erkannte.
Trotz verschärfter Umweltvorschriften und eindeutig saubererer Luft erleben wir gerade die zweite Welle eines allgemeinen Vitamin-D-Mangels. Wie kann das bei unserem hohen Standard des Gesundheitssystems sein? Die Antwort kennen Sie bereits: Große Teile der Bevölkerung verbringen ihre Tage fernab jeglichen Sonnenscheins in Büros und sonstigen geschlossenen Räumen – wie

die meisten Autos ausgestattet mit speziellem UV-Glas, das diesen lebenswichtigen Teil des Lichtes nicht durchlässt. Und wenn sie dann doch einmal ins Freie gehen, schützen sich die Menschen, indem sie sich von Kopf bis Fuß verhüllen oder die nackte Haut dick mit Sonnenschutzmittel eincremen. Weil dadurch die UV-Strahlung nicht mehr in die Haut eindringen kann, wird dort kein Vitamin D mehr produziert (bereits der Lichtschutzfaktor 15 verhindert die Vitamin-D-Bildung zu 99 Prozent).

Auswirkungen des Vitamin-D-Mangels

Anders als es zum Beispiel bei der Vogel- oder Schweinegrippe der Fall war, nimmt das Robert Koch-Institut in Berlin, die zentrale Einrichtung der Bundesregierung auf dem Gebiet der Krankheitsüberwachung und -prävention, zum Thema Vitamin-D-Mangel bisher kaum Stellung – obwohl durchaus eindrucksvolle Zahlen vorliegen, wie eingangs bereits erwähnt. Schließlich hat das Institut selbst 1998 bereits 4000 erwachsene Frauen und Männer zwischen 17 und 79 Jahren untersucht. Schon damals wurde bei knapp 60 Prozent von ihnen ein Vitamin-D-Mangel diagnostiziert; bei den über 65-Jährigen betrug der Anteil sogar 75 Prozent. Zehn Jahre später veröffentlichte das Robert Koch-Institut das Ergebnis der gleichen Untersuchung bei Kindern. In dieser Altersgruppe wiesen praktisch alle (90 Prozent) einen Mangel an Sonnenhormon auf – mit Ausnahme der Ein- bis Zweijährigen, die routinemäßig eine Vitamin-D-Prophylaxe erhalten (siehe Seite 76).
Das bedeutet jedoch keinesfalls, dass Erwachsene besser mit Vitamin D versorgt wären. Weil die entsprechenden Messungen für diese Altersgruppe schon einige Jahre zurückliegen und der damals allgemein anerkannte Referenzbereich noch niedriger war, schei-

VITAMIN-D-BESTIMMUNG – NOCH KEINE ROUTINE

Bezüglich des Wissensstands in puncto Vitamin D sind die Ärzte in Deutschland nicht viel besser gerüstet als der Rest der Bevölkerung. So ergab eine aktuelle Untersuchung von mehr als 5000 Blutproben im Rahmen einer vom Autor betreuten Dissertation an der Universität in Mainz, eingesandt von etwa 2000 Praxen niedergelassener Ärzte, dass höchstens fünf Prozent der Mediziner bei ihren Patienten eine Vitamin-D-Bestimmung veranlassen. Wohlgemerkt: Es geht hier nicht nur um freiwillige Vorsorgeuntersuchungen bei (scheinbar noch) Gesunden, sondern auch um die Blutproben von Patienten, die an Krankheiten leiden, an denen Vitamin D ursächlich beteiligt ist, wie Zuckerkrankheit, Osteoporose und Brust- oder Darmkrebs.

nen die Ergebnisse nur auf den ersten Blick weniger alarmierend. Alles in allem zeigen die Zahlen, dass zwischen 70 und 90 Prozent der deutschen Bevölkerung zumindest im Winter ungenügend mit Vitamin D versorgt ist – und nichts davon weiß.

Vitamin-D-Mangel bleibt lang unbemerkt

Ein letzter Grund, warum es so häufig zur Ausbildung eines Vitamin-D-Mangels kommt, soll hier nicht vergessen werden: Wir merken es einfach nicht, wenn wir zu wenig davon produzieren. Nimmt der Mensch zu wenige Kalorien zu sich, bekommt er Hunger. Trinkt er nicht genug, hat er Durst. Im Hinblick auf die Vitamin-D-Versorgung jedoch signalisiert kein »Frühwarnsystem«, wann Nachschub nötig wäre.

Vielleicht liegt das einfach daran, dass die menschliche Haut – alles in allem ein rund zwei Quadratmeter großes »Sonnensegel« – seit Beginn unserer Entwicklung intensiver UV-Strahlung ausgesetzt war. Es gab Vitamin D somit über viele Millionen Jahre in Hülle und Fülle. Angesichts dieser Zeitspanne war es unvorstellbar, dass je ein Zustand eintreten könnte, in dem nicht mehr genug Vitamin D vorhanden wäre – und dementsprechend war auch kein Frühwarnsystem für einen etwaigen Mangel nötig.
Und doch ist in den letzten Jahrzehnten genau dieses Unvorstellbare eingetroffen: Mit dem Einzug der Moderne hat die regelmäßige Sonnenexposition so stark abgenommen, dass kaum noch jemand von Natur aus einen ausreichend hohen Vitamin-D-Spiegel aufweist. Weil der Körper – wie auch in anderen Fällen – die Defizite, die der neue Lebensstil mit sich bringt, nicht ausreichend kompensieren kann, wird der Mangel an Sonnenvitamin in der Regel erst entdeckt, wenn sich bereits chronische Erkrankungen entwickelt haben – viel zu spät.

Besondere Risikogruppen

Unabhängig davon, dass die Unterversorgung mit Vitamin D allgemein immer mehr ansteigt, finden sich auch noch einzelne Gruppen in der Bevölkerung, die ein besonders großes Risiko tragen, einen Mangel zu entwickeln.

Schwangere Frauen

Fest steht: Noch ehe ein Mensch überhaupt das Licht der Welt erblickt, braucht er bereits reichlich Vitamin D. Zum einen verbessert es die Spermienqualität und erhöht damit die Wahrscheinlichkeit, dass die weibliche Eizelle überhaupt befruchtet wird. Zum

anderen kommt dem Sonnenhormon schon im Mutterleib eine ausgesprochene Schutzfunktion für die embryonalen Nervenzellen zu. Tierversuche zeigen, dass sich zum Beispiel das Gehirn nicht richtig ausbildet, wenn im Blut der Mutter nicht genug Vitamin D vorhanden ist. Aber nicht nur die sich ausbildenden Strukturen des Gehirns sind von diesem frühkindlichen Mangel betroffen, sondern auch seine Funktion. Das Gleiche gilt für die Entwicklung des kindlichen Knochenbaus und Immunsystems.
Doch nicht nur das heranwachsende Kind leidet unter dem Mangel, sondern auch die werdende Mutter. Neben dem Risiko für Infektionen im Genitalbereich steigt auch die Wahrscheinlichkeit für Bluthochdruck, Schwangerschaftsvergiftung (Präeklampsie) und Frühgeburt. Erhält eine schwangere Frau dagegen ausreichend Vitamin D, verlaufen die Monate bis zur Geburt weitaus komplikationsloser, wie eine im Jahr 2010 veröffentlichte US-Studie 2010

WOCHENBETT-DEPRESSIONEN

Ein Vitamin-D-Mangel in der Schwangerschaft kann offensichtlich in Bezug auf die Nervenzellen nicht nur für das Kind unangenehme Folgen haben, sondern auch für die Mutter selbst. Bei einer unzureichenden Versorgung steigt das Risiko einer Schwangerschafts- oder Wochenbettdepression. Augenscheinlich ist in diesem Zusammenhang, dass diese besondere Form der Depression vermehrt in den sonnenarmen Wintermonaten auftritt, in denen der Körper nicht genug UV-Licht tanken kann. Erhält die werdende Mutter schon in der Schwangerschaft täglich 4000 IE Vitamin D, mindert sich das Risiko deutlich.

zeigt. Tatsächlich aber ergab die Auswertung der Daten von 928 schwangeren und 5 173 nicht schwangeren Mädchen und Frauen im Alter zwischen 13 und 44 Jahren, die von 2001 bis 2006 gesammelt wurden, dass fast 70 Prozent der Schwangeren nicht den empfohlenen 25-Hydroxyvitamin-D-Serumspiegel von 75 nmol/l und mehr erreichten. Studienleiter Adit Ginde von der University of Colorado fordert daher, gerade in der Schwangerschaft über die gezielte Gabe von Vitamin D nachzudenken. Nicht zuletzt, weil dadurch auch die Häufigkeit von Kaiserschnitten sinkt.

Neugeborene

Dass neugeborene Kinder in den meisten Fällen nur unzureichend über Vitamin-D-Speicher verfügen, scheint bei der chronischen Unterversorgung ihrer Mütter nicht verwunderlich. Auch in der Stillzeit bessert sich die Situation von allein erst einmal nicht. Viele Jahrzehnte haben sich Ärzte immer wieder gefragt, warum Muttermilch kein Vitamin D enthält, wo dieses doch so wichtig für den Säugling ist. Dabei ist die Antwort eigentlich ganz einfach: Was die Mutter nicht hat, kann sie dem Kind nicht geben. Verfügt eine Frau während der Schwangerschaft und Stillzeit nicht über genug Vitamin D – unabhängig davon, ob sie dieses über die Nahrung beziehungsweise Nahrungsergänzungsmittel zu sich nimmt oder ob der Körper es mithilfe des Sonnenlichts selbst bildet, sind die mütterlichen Vorräte an Sonnenhormon eben einfach zu gering, als dass die Mutter sie über die Muttermilch an ihr Baby weitergeben könnte. Aus demselben Grund wird bereits der Fötus über die Nabelschnur nicht in ausreichendem Maße mit Vitamin D versorgt.

Verabreicht man einer stillenden Mutter dagegen über die gesamte Stillzeit täglich 6000 Einheiten Vitamin D – wie dies in einer noch unveröffentlichten Untersuchung von Professor Hollis von der

Medical University of South Carolina/USA mit 400 Frauen gezeigt wurde – dauert es nicht lange, bis sich auch in der Muttermilch Vitamin D nachweisen lässt. Eine Rachitisprophylaxe mit künstlichem Vitamin D wird dadurch überflüssig. Die Realität sieht aber noch ganz anders aus: Würden Kinderärzte nicht konsequent allen Kindern vom ersten bis zum zweiten Lebensjahr ein Vitamin-D-Präparat zur Rachitisprophylaxe verordnen, erlitten so gut wie alle Säuglinge und Kleinkinder einen Vitamin-D-Mangel.

Kinder

Klassischerweise endet die künstliche Vitamin-D-Gabe noch immer nach ein bis zwei Jahren, in der irrigen Annahme, dass die Kinder ab diesem Alter oft ausreichend draußen sind, um selbst genug Sonnenhormon bilden zu können. Das mag noch vor ein paar Jahrhunderten vielleicht tatsächlich der Fall gewesen sein. Heute jedoch zeigen die bereits erwähnten Untersuchungen des Robert Koch-Instituts (siehe Seite 68 f.), dass unsere Kinder nicht mehr über genügend Vitamin D verfügen.

So ergaben beispielsweise 2007 Untersuchungen einer Arbeitsgruppe um Elina Hyppönen vom Institute of Child Health in London, dass sich bei Kindern, die bis zu vier Stunden am Tag vor dem TV-Gerät, dem PC oder einer Spielkonsole sitzen, das Risiko für einen Vitamin-D-Mangel verdoppelt, weil sie sich nicht mehr genug im Freien aufhalten. Dabei könnten Kinder ihren Vitamin-D-Bedarf von etwa 1000 IE pro 11 Kilogramm Körpergewicht sehr gut decken, wenn sie sich das ganze Jahr über regelmäßig im Freien aufhalten würden. Angesichts der langen Liste von positiven Eigenschaften des Sonnenhormons mag man sich gar nicht vorstellen, was durch dieses Defizit in den heranwachsenden Körpern alles passiert – oder schlimmer noch: eben nicht passiert.

Übergewichtige

Vitamin D zählt zur Gruppe der fettlöslichen Vitamine, weshalb es der Körper in seinen Fettdepots speichern kann. Diese Eigenschaft ist gerade in unseren Breitengraden sehr hilfreich, um die im Sommer getankte Dosis für das Winterhalbjahr zwischen Oktober und März zu »konservieren«.

Was von der Natur durchaus sinnvoll eingerichtet ist, kann sich jedoch auch negativ auswirken. Ist der Anteil an Körperfett nämlich sehr hoch – was allein in Deutschland bei 60 Prozent der Männer und 43 Prozent der Frauen der Fall ist –, verschwindet offensichtlich das Sonnenhormon in den schier unendlichen Fettmassen und steht dem Körper dann nicht mehr oder nur eingeschränkt zur Verfügung. Das liegt ganz einfach daran, dass das Verteilungsvolumen umso größer ist, je höher der Fettanteil im Körper ist. Entsprechend sinkt die Konzentration im Blut.

Ein zweiter Grund für das etwa um das Doppelte erhöhte Risiko einer Unterversorgung bei Übergewichtigen ist sicherlich auch die geringere Ambition dieser Gruppe, sich im Freien aufzuhalten und zu bewegen. Dabei wiederum spielt wohl nicht nur das Übergewicht selbst, sondern auch die bei einem Vitamin-D-Mangel in der Regel geringere Muskelleistung eine Rolle (siehe Seite 44) – ein Teufelskreis.

Wie viel Vitamin D Übergewichtige tatsächlich benötigen, ist unklar. Die gängigen Empfehlungen zur Ergänzung beziehen sich allesamt auf ein normales Körpergewicht von 60 bis 70 Kilogramm Körpergewicht. Vermutlich braucht, wer doppelt so viel wiegt, auch eine doppelt so hohe Dosis. Weil es jedoch keine absolut sichere Regel gibt, sollten Sie nicht nur den Ausgangswert messen lassen, sondern anhand einer weiteren Blutanalyse auch den Effekt der »Behandlung« kontrollieren.

Alte Menschen

Weil viele Senioren – sei es aus gesundheitlichen Gründen, körperlicher Immobilität oder aufgrund einer Unterbringung im Heim – sich weniger im Freien aufhalten, als sie es in jungen Jahren wahrscheinlich taten, nehmen die Gelegenheiten, überhaupt Sonne zu tanken, vehement ab. Kein Wunder also, dass gerade ältere Mitbürger allein aus diesem Grund bereits deutlich schlechter mit dem wichtigen Sonnenhormon versorgt sind. Hinzu kommt, dass die Haut mit zunehmendem Alter nach und nach ihre Fähigkeit verliert, mithilfe der UV-Strahlung Vitamin D zu bilden – bis zu 75 Prozent der Leistung eines jungen Menschen gehen mit den Jahren verloren. Das liegt unter anderem daran, dass die Haut immer dünner wird und so pro Quadratzentimeter Oberfläche weniger »Material« zur Umwandlung zur Verfügung steht. Je älter wir also werden, umso schlechter ist die natürliche Versorgung mit dem lebenswichtigen Sonnenvitamin.

Künstliche Vitamin-D-Zufuhr tut not

Das Alter zählt somit neben einem angeborenen hohen Pigmentgehalt in der Haut zu den wichtigsten Risikofaktoren für einen chronischen Vitamin-D-Mangel. Daher empfiehlt sich gerade in diesem Lebensabschnitt die regelmäßige Bestimmung des individuellen Vitamin-D-Spiegels im Blut. Nur so lässst sich das Risiko erkennen. Weitere Verlaufskontrollen helfen anschließend, die für einen regelrechten Spiegel benötigte Menge an Vitamin D herauszufinden. Und die ist nicht gering: Eine 2011 in Amerika veröffentlichte Studie der Laienorganisation Grassroots Health mit mehr als 4000 Teilnehmern zeigt, dass einzelne Personen unter Umständen bis zu 10 000 Einheiten täglich benötigen, um den von Medizinern empfohlenen Zielwert im Blut zu erreichen.

DER RICHTIGE UMGANG MIT VITAMIN D

In diesem zweiten Teil des Buches erfahren Sie, wie Sie sich effektiv und nachhaltig vor einem Vitamin-D-Mangel schützen können. Denn was nützen alle wissenschaftlichen Erkenntnisse, wenn sie sich nicht praktisch anwenden lassen. Zum Glück helfen regelmäßige Sonnenbäder und spezielle Nahrungsergänzungsmittel, den Vitamin-D-Spiegel im Blut konstant hoch zu halten.

Wer braucht wann wie viel Vitamin D?

Ein einfacher Bluttest hilft dabei, den individuellen Vitamin-D-Spiegel zu ermitteln und in Zukunft die persönliche Versorgung zu sichern – und dadurch einen äußerst wertvollen Beitrag zur Gesundheit zu leisten.

Was Ärzte empfehlen

Wie viel Sonnenhormon jeder Einzelne benötigt, darüber waren sich Ärzte und Wissenschaftler über viele Jahrzehnte einig: Sie gingen davon aus, dass die Zufuhr von 400 IE Vitamin D täglich ausreichen würde, um bei Kleinkindern im ersten und zweiten Lebensjahr Rachitis zu verhindern und bei alten Menschen das Risiko für Osteoporose zu mindern. Die restliche Bevölkerung – vom Kindergarten- und Schulkind über Heranwachsende bis zum Erwachsenen im Vor-Seniorenalter – wurden bei der Versorgung überhaupt nicht berücksichtigt. Man nahm an, dass ihr Körper selbst in der Lage sei, sich mit genügend Vitamin D zu versorgen. Dabei wurde ein Vitamin-D-Spiegel im Blut von etwa 20 ng/ml als normal angesehen.

Seit jedoch durch die neuen Erkenntnisse der Forschung erwiesen ist, dass Vitamin D nicht nur die beiden genannten Knochenerkrankungen beeinflusst, sondern auch viele chronische Krankheiten (siehe Seite 28 ff.), ist auch klar, dass wir deutlich mehr Sonnenhormon benötigen: Vitamin-D-Experten empfehlen aufgrund zahlreicher weltweiter wissenschaftlicher Untersuchungen bei fehlender Sonnenexposition satte 4000 IE pro Tag, also in etwa die zehnfache Dosis. Entsprechend höher sollte auch der tatsächliche Vitamin-D-Spiegel im Blut sein: Das Gros der Wissenschaftler ist sich heute einig, dass er unabhängig von Alter, Gewicht oder Größe mindestens 30 ng/ml 25-OH-Vitamin D aufweisen sollte – erstrebenswert sind wohl sogar 40–50 ng/ml. Das bedeutet ein Plus von mindestens 50 Prozent im Vergleich zu früheren Jahren. Wie

4000 IE TÄGLICH!

Die Empfehlung von 4000 IE pro Tag gilt für einen »normalen« Menschen mit 60 bis 70 Kilogramm Körpergewicht. Bei deutlich größeren und insbesondere bei wesentlich übergewichtigen Personen reicht diese Standarddosis nicht aus, wie die Erfahrungen der vergangenen Jahre gezeigt haben. Denn ganz offensichtlich verschwindet ein Teil des fettlöslichen Vitamin D in den überzähligen Pfunden und steht damit für den Stoffwechsel nicht mehr zur Verfügung (siehe auch Seite 77 und 90).

sich gezeigt hat, profitieren sogar die Knochen von diesem Mehr an Vitamin D. Obwohl nämlich bereits 12 ng/ml Vitamin D im Blut eine Rachitis verhindern, ist dieser Wert noch lange nicht ausreichend, um einen optimalen Knochen aufzubauen. Hierzu bedarf es eines deutlich höheren Spiegels – bei 30 ng/ml und mehr sind die Knochen deutlich stabiler und brechen weniger oft.

Die richtige Dosis

Welche Dosis jeder Einzelne jedoch tatsächlich braucht, um diesen erstrebenswerten Vitamin-D-Spiegel zu erreichen und aufrechtzuerhalten, lässt sich leider weniger pauschal sagen. Denn die angegebene Dosierung von 4000 IE gilt primär für Menschen ohne jegliche Eigenproduktion und sonstige Zufuhr von Vitamin D über die Nahrung oder Nahrungsergänzungsmittel. Und das sind die wenigsten. Der Großteil der Bevölkerung hält sich eben doch mehr oder minder häufig eine gewisse Zeit im Freien auf und setzt seine Haut dabei automatisch einer Portion UV-Strahlung aus. Und weil bestimmte Lebensmittel (allen voran Fisch) sowie einige Multivitamin- und Mineralienpräparate, die immerhin etwa 30 Prozent der deutschen Bevölkerung regelmäßig nutzen, ebenfalls geringe Mengen an Vitamin D enthalten, ist eine gewisse Mindestversorgung normalerweise gewährleistet.
Trotzdem steht – ungeachtet all dieser zusätzlichen Quellen für das Sonnenhormon – aufgrund der vorliegenden offiziellen Untersuchungszahlen fest, dass etwa 90 Prozent der Menschen in diesem Land nicht genug Vitamin D in ihrer Haut bilden und daher zumindest im Winter ein mehr oder weniger starkes Defizit aufweisen. Das muss nicht sein.

DIE MASSSTÄBE ÄNDERN SICH

Neben der Tatsache, dass die vielfältigen Bedeutungen des Vitamin D erst nach und nach entdeckt wurden, scheint vor allem ein Grund dafür verantwortlich zu sein, dass es zu einer so auffälligen Fehleinschätzung in Bezug auf die Referenzbereiche kommen konnte: Bedingt durch die Entwicklung in der Labortechnik wurden die Vitamin-D-Messungen erst zu einem Zeitpunkt eingeführt, zu dem sich die Bevölkerung bereits in einer relativen Mangelsituation befand. Ohne die statistischen Details für die Berechnung von Referenzwerten hier näher zu erläutern, leuchtet ein, dass die Messung vermeintlich gesunder Personen zu falschen Daten führen muss. Folgendes Beispiel kann dies verdeutlichen: Würde man heute im großen Stil den Bauchumfang der Bevölkerung messen, um einen Referenzwert festzulegen, wäre dieser um einiges höher als noch vor 30 oder 40 Jahren – ganz einfach weil heute viel mehr Menschen Übergewicht haben. Was die Messung nicht berücksichtigen würde: Der im Durchschnitt ermittelte Bauchumfang hat längst ein Ausmaß erreicht, das sich negativ auf die Gesundheit auswirken kann.

Bestimmung des Vitamin-D-Spiegels

Die Fragen, wo, wann und wie oft man seinen Vitamin-D-Spiegel bestimmen lassen sollte, zählen zu den häufigsten, die dem Autor im Anschluss an seine regelmäßigen Vorträge zu Vitamin D gestellt werden. Zumindest eine davon lässt sich relativ einfach beantworten, die anderen bedürfen einer eingehenden Erklärung.

Wo kann ich meinen Vitamin-D-Spiegel bestimmen lassen?

Wenn Sie wissen wollen, wie hoch Ihr persönlicher Vitamin-Spiegel ist, wenden Sie sich einfach an Ihren Hausarzt. Jede Praxis ist an ein »Einsendelabor« angeschlossen, das Spezialuntersuchungen wie die Bestimmung von Vitamin D durchführt. Für die Blutentnahme müssen Sie nicht einmal nüchtern sein. Wichtig ist dagegen, dass die Blutprobe bis zum Abtransport im Kühlschrank aufbewahrt und nicht der Sonne ausgesetzt wird, um das Vitamin D nicht zum Teil zu zerstören und den später bestimmten Messwert zu verfälschen. Weisen Sie den Arzt außerdem darauf hin, dass er ausschließlich die Untersuchung des einfachen 25-OH-Vitamin D anfordert. In zahlreichen Praxen will man den Patienten nämlich etwas Gutes tun und fordert zusätzlich das aktive 1,25-OH-Vitamin D an. Dadurch steigt nicht nur der Preis für die individuelle Gesundheitsleistung (IGEL), die nicht von den gesetzlichen Krankenkassen übernommen wird, von 25–30 Euro um weitere 50 Euro. Die Bestimmung des aktiven 1,25-OH-Vitamin D führt außerdem zu Verwirrung und Fehldiagnosen. Der Grund: Unser Körper tendiert bei einem Vitamin-D-Mangel dazu, in den Nieren vermehrt die aktive Form des Sonnenhormons zu produzieren und ins Blut abzugeben, um das Defizit zumindest etwas auszugleichen. Und das, obwohl die meisten Zellen für ihren Stoffwechsel zunächst das einfache Vitamin D benötigen, aus welchem sie selbst die aktive Variante herstellen (siehe Seite 16 ff).

Angenommen, der die Untersuchung anfordernde Arzt ist mit diesen Details nicht vertraut, dann wird er den hochnormalen Wert des aktiven Hormons als gutes Ergebnis interpretieren und seinen Patienten beruhigen, dass sich kein Vitamin-D-Mangel bestätigt hätte. Dabei ist genau das Gegenteil der Fall.

BLEIBEN SIE HARTNÄCKIG

Immer wieder berichten Patienten, dass ihr behandelnder Arzt keine Vitamin-D-Untersuchung durchführen will. »Das haben wir noch nie gemacht«, »Diese Bestimmung führen wir nicht durch«, »Ich glaube, unser Labor kann das nicht«, »Sie sind heute nicht nüchtern«, »Sie haben derzeit eine Erkältung, da geht das nicht« oder »In Ihrem Alter brauchen Sie das nicht«: Die Zahl der beliebten Ausflüchte ist groß.

Eine aktuelle Dissertation ergab, dass im Jahr 2008/2009 etwa 95 Prozent aller niedergelassenen Ärzte in ihrem Einsendelabor praktisch keine Vitamin-D-Bestimmung anforderten. Entsprechend haben sie natürlich auch keine Erfahrung im Umgang und bei der Interpretation der Vitamin-D-Werte. Bleiben Sie trotzdem standhaft. Bestehen Sie auf Ihrer konkreten Bitte und lassen Sie lediglich das einfache 25-OH-Vitamin D bestimmen.

Wann und wie oft sollte ich meinen Vitamin-D-Spiegel bestimmen lassen?

Hinsichtlich der Frage, wann Sie Ihren Vitamin-D-Spiegel bestimmen lassen sollten, sind zwei Aspekte zu berücksichtigen: Zum einen ist die Ermittlung des aktuellen Versorgungsgrads immer dann zu empfehlen, wenn der konkrete Verdacht auf ein gesteigertes Risiko für einen Mangel besteht (siehe Kasten) – auch wenn Wissenschaftler zum Teil noch gegensätzlicher Auffassung sind, ob bei einzelnen davon der Vitamin-D-Mangel nun die Ursache oder eine Folge der Erkrankung ist. Abgesehen davon bietet es sich generell an, den individuellen Wert zweimal im Jahr untersuchen zu lassen.

- Im Herbst prüfen Sie, ob Sie im Sommer ausreichend Vorräte angelegt haben, um gut durch den Winter zu kommen. Nur wer seinen exakten Wert kennt, weiß, ob er in der sonnenarmen Jahreszeit zusätzliche Maßnahmen ergreifen muss, um den Vitamin-D-Spiegel aufrechtzuerhalten (was Sie dazu unternehmen können, erfahren Sie ab Seite 106).
- Eine weitere Untersuchung im Frühjahr zeigt Ihnen, ob Sie Ihr Ziel erreicht haben und das Niveau den gesamten Winter über halten konnten oder ob Sie in den Mangel abgerutscht sind. Genau davon nämlich hängt es ab, welche konkreten Maßnahmen in der nachfolgenden Sommerperiode nötig sind.

Kontrollen sind wichtig

Die Empfehlung, das Blut zweimal im Jahr auf seinen Vitamin-D-Gehalt untersuchen zu lassen, gilt übrigens auch dann, wenn Sie versuchen, mithilfe regelmäßiger Sonnenbäder in den Sommermonaten einen ausreichenden Vorrat an Sonnenhormon aufzubauen. Angesichts der vielfältigen Variablen, wie Breitengrad, Sonnenstand, Expositionsdauer, exponierte Fläche und Pigmentierung der Haut oder Bewölkung (mehr dazu ab Seite 96), ist es in der Tat sehr schwierig, den Erfolg der Bemühungen korrekt abzuschätzen. Wie wichtig die Vitamin-D-Bestimmung ist, wird durch die Veröffentlichung einer aktuellen Untersuchung einer amerikanischen Organisation medizinischer Laien deutlich: Seit 2008 haben sich insgesamt mehr als 3600 Mitglieder verpflichtet, regelmäßig ihren Vitamin-D-Spiegel messen zu lassen und die persönliche Vitamin-D-Zufuhr in Abhängigkeit von den Ergebnissen so zu gestalten, dass ein Spiegel von etwa 40 ng/ml im Blut erreicht wird.
Die Auswertung dieser umfangeichen und bislang einmaligen Daten ergab, dass einzelne Personen bis zu 9600 Einheiten täglich

VITAMIN-D-SPIEGEL IM BLUT UND IHRE BEURTEILUNG

25-OH-Spiegel (ng/ml)	25-OH-Spiegel (nmol/L)	Beurteilung
‹ 20	‹ 50	Absoluter Mangel
20–32	50–80	Relativer Mangel
32–100	80–250	Regelrechte Versorgung
54–90	135–225	Normal in Sonnenländern
› 100	› 250	Übermaß
› 150	› 325	Überdosis (Intoxikation)

benötigen, um den Zielwert zu erreichen. Um dieses Phänomen zu erklären, reicht es nicht aus, allein das Körpergewicht zu berücksichtigen – hier besteht weiterer Forschungsbedarf. Unabhängig davon wird jedoch deutlich, dass sich nur mithilfe der Vitamin-D-Bestimmung im Blut sicher feststellen lässt, ob der Körper ausreichend mit dem Sonnenhormon versorgt ist.

Was kostet der Test?

Angesichts der immensen Bedeutung des Vitamin D für die Gesundheit sollte ganz klar die Maxime gelten: Vertrauen ist gut, regelmäßige Kontrolle ist besser, um aktiv und eigenverantwortlich handeln zu können. Auch wenn es sich bei der Blutuntersuchung um eine IGEL-Leistung handelt: Der finanzielle Aufwand hält sich mit 50–60 Euro für die beiden Bestimmungen pro Jahr in Grenzen. Selbst wenn der behandelnde Arzt jeweils noch eine Beratungsgebühr abrechnet, werden Sie nicht über 100 Euro kommen – gut investiertes Geld.

SO BERECHNEN SIE IHRE VITAMIN-D-TAGESDOSIS

Im Folgenden erfahren Sie, wie Sie anhand Ihrer Bluttests die persönliche Tagesdosis an Vitamin D ermitteln können. Dazu dienen ein paar einfache Rechenformeln.
Alle Angaben beziehen sich auf die orale Zufuhr (Einnahme eines pharmazeutischen Präparats; die Zahlenangaben erfolgen unter Vorbehalt der vorstehenden Ausführungen).

Empfohlener Vitamin-D-Wert im Blut

Mindestens 30 ng/ml 25-OH-Vitamin D – erstrebenswert sind wohl sogar 40–50 ng/ml*.

Dauertherapie

Bei einer Dauertherapie ist der Zielspiegel erst nach mehreren Monaten erreicht. Generell gilt: Die Zufuhr von 2,5 µg VItamin D/Tag entspricht einer Einnahme von 100 IE/Tag (Umrechnungsfaktor: 1 µg Vitamin D entspricht 40 IE). Mithilfe dieser Dosis erhöht sich der Vitamin-D-Pegel innerhalb einiger Monate um etwa 1,0 ng/ml.

- **Um zu ermitteln, wie viel Vitamin D Sie ergänzen müssen, rechnen Sie: Zielwert minus Ausgangswert = zusätzlicher Bedarf.**

Soll der Blutspiegel beispielsweise 35 ng/ml betragen (Zielwert), ziehen Sie von diesem Wert zunächst Ihren vorab ermittelten Ausgangswert (Ist-Zustand) ab, zum Beispiel 20 ng/ml. Auf diese Weise ermitteln Sie genau die Menge an Vitamin D, die Ihnen fehlt (zusätzlicher Bedarf) – in diesem Fall 35 ng/ml minus 20 ng/ml = 15 ng/ml.

* 1 ng/ml Vitamin D im Blut entspricht 2,5 nmol/l

- Anschließend berechnen Sie die Tagesdosis an Vitamin D, die Sie benötigen, um das persönliche Defizit zu decken. Dazu multiplizieren Sie den ermittelten zusätzlichen Bedarf mit 100 IE*; um beim obigen Beispiel zu bleiben also: 15 x 100 IE = 1500 IE.
- Wenn Sie also täglich 1500 IE (37,5 µg) Vitamin D einnehmen, erreichen Sie innerhalb der nächsten Monate den angestrebten Zielwert von 35 ng/ml.

Kurzfristige Aufsättigung

Wollen Sie Ihren Zielspiegel innerhalb weniger Wochen erreichen, müssen Sie das Vitamin D höher dosieren. Als Faustregel gilt dabei: Eine einmalige Gabe von 250 µg (10 000 IE) erhöht den Blutspiegel ebenfalls um 1 ng/ml.

- Um zu ermitteln, wie viel Vitamin D Sie ergänzen müssen, rechnen Sie wie gewohnt:
Zielwert minus Ausgangswert = zusätzlicher Bedarf.
- Anschließend berechnen Sie die Gesamtdosis an Vitamin D, die Sie benötigen, um das persönliche Defizit zu decken. Dazu multiplizieren Sie diesmal den ermittelten zusätzlichen Bedarf mit 10 000 IE*.
Für das obige Beispiel ergäbe das einen Wert von:
15 x 10 000 IE = 150 000 IE

Die ermittelte Menge kann ohne Probleme in zwei bis drei Portionen innerhalb von 14 Tagen eingenommen werden. Danach geht es mit einer geringeren Menge täglich weiter – je nach persönlichen Verhältnissen –, um den Zielwert zu halten.

* Formel für 70 kg Körpergewicht

Individuelle Dosis unter Berücksichtigung des Körpergewichts

Die Formeln auf Seite 89 sind für ein Standardkörpergewicht von 70 Kilogramm ermittelt worden. Wenn Sie mehr oder weniger wiegen, sollten Sie höher oder niedriger dosieren. Die folgende Formel ist momentan noch eine Arbeitshypothese. Sie ist jedoch hilfreich, bis die Forschung konkretere Angaben machen kann.

- **Berechnen Sie zunächst Ihren persönlichen Korrekturfaktor:**
Körpergewicht in kg : 70 (Standardkörpergewicht in kg) = Korrekturfaktor
Ein Beispiel: 85 : 70 = 1,2
- **Um die persönliche Tagesdosis zu ermitteln, multiplizieren Sie nun:**
Ermittelter Bedarf x Korrekturfaktor = individuelle Dosis
Ein Beispiel: 1500 IE x 1,2 = 1800 IE
- **Für Kinder gilt die Faustformel: 1000 IE pro 11 kg Körpergewicht.**
Ein Beispiel für ein Kind von 25 kg: (25 : 11) x 1000 IE = 2272 IE*

Halbwertzeit

Die Halbwertzeit einer Substanz gibt an, wie lange diese nach einmaliger Gabe im Blut zur Verfügung steht. So lässt sich abschätzen, wie oft man sie einnehmen muss, um den Level zu halten.

- **Die Halbwertzeit von 25-OH-Vitamin D im Blut beträgt im Durchschnitt zwei bis drei Wochen. Das bedeutet, es dauert 14 bis 21 Tage, ehe der Messwert um die Hälfte absinkt.**
- **Die Halbwertzeit für 1,25-OH-Vitamin D, die aktive Form im Blut, beträgt dagegen gerade einmal zwei bis vier Stunden.**

* Die im Alltag verwendeten Mengen können auf- oder abgerundet werden.

Kann zu viel Vitamin D auch schaden?

Noch ist nicht endgültig geklärt, wie hoch der Vitamin-D-Spiegel ohne gesundheitliche Folgen steigen darf. Nachdem Bademeister im US-Staat Florida zum Ende der Saison Vitamin-D-Spiegel von 60 ng/ml im Blut aufweisen und dabei putzmunter ihren Dienst absolvieren, ist nicht auszuschließen, dass man irgendwann noch höhere Werte als die zur Zeit angegebenen (siehe Tabelle Seite 87) als physiologisch und damit für den Durchschnittsbürger vertretbar ansehen wird. Gleichzeitig liest und hört man aber immer wieder einmal, dass zu viel Vitamin D toxisch (giftig) wirken würde. Dies rührt zum einen daher, dass hoch konzentriertes Vitamin D als Bestandteil von Rattengift zur Verwendung kam. Zum anderen kam es insbesondere bei Tierexperimenten mit der aktiven Form von Vitamin D (Calcitriol) zu Komplikationen und Zwischenfällen. Dessen Wirkung ist ungleich stärker als die des Prohormons. Während die Vorstufe unbedenklich selbst in relativ hoher Dosierung verabreicht werden kann, genügen von der aktiven Form bereits kleine Mengen, um Nebenwirkungen auszulösen. Als ein erstes Zeichen für die Überdosierung von Vitamin D gilt der Anstieg des Kalziumspiegels im Blut; auf lange Sicht (nach Wochen und Monaten) führt dies zu Nierensteinen und Gefäßverkalkung. Doch nochmals: Dies alles geschieht nicht bei der üblichen Gabe von Vitamin D, der Vorstufe des aktiven Hormons, in den hier empfohlenen Mengen. Umso wichtiger ist es, an dieser Stelle nochmals darauf hinzuweisen, dass Vitamin D als Nahrungsergänzungsmittel immer nur in der Vorstufe als 25-OH-Vitamin D zum Einsatz kommen darf. Die aktive Form steht nur als rezeptpflichtiges Medikament zur Verfügung. Die wenigen Berichte über eine Vitamin-D-Intoxikation beim Menschen gehen auf Unfälle, also eine falsche Dosierung (Über-

dosis) zurück. Dies gilt insbesondere, wenn Kinder über einen langen Zeitraum eine Vitamin-D-Dosis erhalten, die für Erwachsene berechnet wurde; ihr 25-OH-Vitamin-D-Gehalt im Blut steigt dann weit über die empfohlenen 30 ng/ml. Dies führt unter anderem zu einer Erhöhung des Kalziumspiegels im Blut.
Da dieser Mineralstoff bei vielen Stoffwechselprozessen im Körper eine wichtige Rolle spielt, muss der Spiegel jedoch sehr exakt eingehalten werden. Ist zum Beispiel zu wenig Kalzium im Blut, kann dies zu Muskelkrämpfen führen. Zu viel Kalzium ist ebenso schlecht, weil längerfristig dadurch die Organe verkalken, wie zuvor bereits erwähnt. Kurzfristig führt die Erhöhung des Kalziumspiegels im Blut zu Übelkeit und Erbrechen, vermehrtem Harndrang sowie Gewichtsverlust und Depression.

Wie lässt sich ein zu hoher Vitamin-D-Spiegel wieder senken?

Einer der wenigen wirklich unangenehmen Aspekte bei einer Überdosierung von Vitamin D: Es gibt praktisch keinen Weg, überschüssiges Vitamin D wieder loszuwerden. Sie müssen in so einem Fall abwarten, bis der Körper das Sonnenhormon nach und nach verbraucht. So erging es im Sommer 2010 zum Beispiel einem US-Amerikaner, der eigene Nahrungsergänzungsmittel entwickelte und sein neuestes Vitamin-D-haltiges Produkt an sich selbst testete. Bei der Produktion wurde die Tagesdosis irrtümlich um den Faktor 1000 (!) zu hoch abgefüllt. Als der Mann sich nach mehreren Wochen der regelmäßigen Einnahme nicht gut fühlte, erhöhte er, überzeugt von den positiven Eigenschaften seines Produktes, die Zufuhr noch – und wurde richtig krank. Die aufgrund der Symptome erfolgte Blutuntersuchung ergab nicht nur einen erheblich erhöhten Vitamin-D-Spiegel, sondern auch den gefürchteten pathologisch erhöhten Kalziumspiegel. Es dauerte viele Wochen, bis sich die Blutwerte allmählich wieder normalisierten. Verständlich, dass auf den Hersteller nunmehr ein Gerichtsverfahren wegen mangelnder Qualitätskontrolle wartet. Was die Geschichte dennoch zeigt: Es ist schon eine erhebliche Überdosis erforderlich, um klinische Symptome auszulösen.

Gibt es Höchstwerte, die man nicht überschreiten sollte?

Allerdings müssten Sie schon über einen langen Zeitraum sehr hohe Dosen einnehmen, ehe Anlass zur Sorge gegeben wäre. Denn zahlreiche klinische Versuche haben gezeigt, dass selbst die Einnahme von mehr als der doppelten empfohlenen Tagesdosis (bis zu 10 000 IE pro Tag) über mehrere Wochen keine Auswirkungen auf den Kalziumstoffwechsel hat. Dementsprechend sind die bislang bekannt gewordenen Vergiftungsfälle regelmäßig auf schwere Irrtümer bei der Dosierung zurückzuführen (zum Beispiel wenn, wie bereits erwähnt, Kleinkinder auf Dauer eine Erwachsenendosis bekommen).

Ein Experiment, das 2007 von Wissenschaftlern der Universität von Toronto/Kanada veröffentlicht wurde, veranschaulicht, welche Größenordnungen erforderlich sind, um eine wirklich pathologische Erhöhung des Vitamin-D-Spiegels im Blut zu bewirken. Damals erhielten Multiple-Sklerose-Patienten zur Therapie ihrer Krankheit über mehrere Wochen hinweg Vitamin D in einer steigenden Dosierung von bis zu 30 000 IE pro Tag. Weil diese Dosierung ein Vielfaches der anfangs erwähnten Menge von 4000 IE ist, stieg der Vitamin-D-Spiegel im Blut der Patienten entsprechend auf bis zu 400 ng/ml. Trotzdem blieb der Kalziumspiegel während des gesamten Untersuchungszeitraums unverändert. Aufgrund dieser und weiterer Studien sieht derzeit eine Mehrheit der Wissenschaftler 10 000 IE pro Tag als oberen Grenzwert für eine sichere Zufuhr von Vitamin D an.

Sonnenlicht: Die beste Vitamin-D-Kur

Natürliche UV-Strahlung ist noch immer die beste Vitamin-D-Quelle. Wenn Sie beim Sonnenbaden ein paar Regeln beachten, versorgen Sie Ihren Körper ausreichend und kostenfrei mit dem lebenswichtigen Stoff.

Nutzen Sie die Kraft der Sonne

Die wichtigste Erkenntnis aus all den vielen einzelnen Forschungsberichten zu Vitamin D ist sicherlich die, dass das Sonnenlicht eine natürliche Quelle für die Gesundheit der Menschen darstellt – vergleichbar mit der Zufuhr von Nahrung, Wasser und Sauerstoff sowie regelmäßiger körperlicher Aktivität. Keine dieser natürlichen Ressourcen lässt sich durch eine andere ersetzen. Erst in ihrer Summe ermöglichen sie es dem Körper, zu überleben und sich voll zu entfalten. Dass der moderne Lebensstil weitgehend zum Verlust von körperlichen Aktivitäten und einer gesunden Ernährung geführt hat, ist medizinisch aktenkundig – und angesichts der steigenden Zahl übergewichtiger Menschen auch nicht zu übersehen. Zu dieser Situation kommt das aktuell nachgewiesene, zusätzliche und ausgedehnte Defizit von Vitamin D in der Bevölkerung. Denn der Mangel an Sonnenhormon fördert offensichtlich chronische Krankheiten und verschlechtert ihre Prognose (siehe Seite 20 ff.). Darum ist es umso wichtiger, die Ursachen für den Vitamin-D-Mangel ausfindig zu machen. Die Ergebnisse dieser Analyse können dazu beitragen, praktikable Konzepte für eine nachhaltige Beseitigung des Mangels zu entwickeln. So weit, so gut. Die Erkenntnis, dass der moderne Lebensstil schuld daran ist, dass es im 21. Jahrhundert nicht mehr gelingt, wie Millionen Jahre zuvor genug Vitamin D in der Haut zu produzieren, hilft jedoch allein nicht weiter, wenn es darum geht, Abhilfe zu schaffen. Abgesehen davon gilt es zu berücksichtigen, dass sich neben Lebensalter und Körpergewicht zahlreiche weitere Faktoren auf die Versorgung auswirken.

FAKTOREN, DIE DIE VITAMIN-D-BILDUNG IN DER HAUT UND DEN VITAMIN-D-SPIEGEL IM BLUT BEEINFLUSSEN

- **Breitengrad des Wohnorts**
- **Jahreszeit**
- **Tageszeit der Sonnenexposition**
- **Höhenlage des Aufenthaltsortes**
- **Luftverschmutzung**
- **Bewölkungsgrad**
- **Melaningehalt der Haut (Hauttyp)**
- **Aufenthalt im Freien**
- **Bekleidung**
- **Einsatz von Sonnencreme**
- **Lebensalter**
- **Körpergewicht**
- **Zusammensetzung der Nahrung**

Intensität der UV-Strahlung

Ob und wie viel Vitamin D der Körper bildet, hängt ganz entscheidend davon ab, welcher Intensität an UV-B-Strahlung die Haut regelmäßig ausgesetzt ist. In Anbetracht der Tatsache, dass die Mehrzahl der Bevölkerung ihren Wohnort nicht beliebig wechseln kann, lässt sich die natürliche Grundversorgung an Sonnenlicht – und somit auch an Sonnenhormon – daher nur innerhalb gewisser Rahmenbedingungen beeinflussen.

Breitengrad und Jahreszeit

Nördlich und südlich des 45. Breitengrades – und in diese Zone fallen auch Mittel- und Nordeuropa – steht die Sonne in den Wintermonaten so tief, dass die für die Vitamin-D-Bildung nötige UV-B-Strahlung nicht mehr ausreicht, damit die Haut das Sonnenhormon bilden kann. Denn die Strahlung wird beim schrägen Durchtritt durch die Atmosphäre weitgehend absorbiert. (Ausnahme: Aufenthalt in mehreren tausend Meter Höhe, siehe Seite 97). Um die »Durstsrecke« zu überbrücken, muss daher im Sommer durch kontrollierte Sonnenbäder ausreichend Vorrat an Vitamin D geschaffen werden (siehe Seite 103).

Tageszeit

Doch nicht nur die Jahres-, auch die Tageszeit ist im Hinblick auf die Vitamin-D-Produktion von Bedeutung. Morgens und abends dringen die Sonnenstrahlen in einem ähnlich schrägen Winkel durch die Atmosphäre wie im Winter. Das bedeutet, dass bis gegen 11 Uhr vormittags und ebenso ab 15 Uhr der relative Anteil der – im Vergleich zur stärkeren UV-A-Strahlung eher schwachen – UV-B-Strahlen deutlich geringer ist als zur Mittagszeit.

Als Faustregel gilt daher, dass sich ein Sonnenbad zur Vitamin-D-Bildung nur dann richtig lohnt, wenn der Schatten, den Ihr Körper wirft, nicht länger als Ihre Körpergröße ist.

Höhenlage

Überall dort, wo die Sonnenstrahlen deutlich reflektiert werden, wie zum Beispiel auf dem Wasser oder im verschneiten Hochgebirge, verstärkt sich die Intensität der UV-B-Strahlung. Aber auch ohne Schnee ist die Sonneneinstrahlung in den Bergen viel intensiver als im Flachland. Zum einen verkürzt sich die Strecke der UV-Strahlung durch die Atmosphäre, zum anderen ist die Luft meist deutlich weniger verschmutzt. Entsprechend funktioniert die Vitamin-D-Produktion auch im Winter besser.

Trotzdem müssen Sie auch in Höhenlage eine genügend große Hautfläche dem Sonnenlicht aussetzen, was angesichts der gerade im Winter recht unwirtlichen Temperaturen eher unwahrscheinlich ist. So bleibt meist nur das Gesicht unbedeckt – und das sollte dann auch besser mit Sonnencreme geschützt sein, weil man meist doch länger als 20 Minuten unterwegs ist.

Im Frühjahr, wenn man mittags an einem geschützten Platz die Hemd- oder Blusenärmel hochkrempeln kann, sieht die Situation schon besser aus.

Luftverschmutzung und Bewölkung

Zwar kommt dem Umweltschutz heute, anders als zum Beispiel im frühindustriellen England, eine ungleich größere Rolle zu. Trotzdem ist die Luftverschmutzung immer noch so stark, dass dadurch die körpereigene Vitamin-D-Produktion in der Haut stark eingeschränkt ist – einfach weil die UV-B-Strahlen die Schmutzpartikelchen in der Atmosphäre nicht zu durchdringen vermögen.

Das Gleiche gilt bei schlechter Witterung. Selbst wenn im Hochsommer die Sonne senkrecht am Himmel steht, nutzt dies am Boden wenig, wenn dichte Regenwolken die UV-Strahlung blockieren. Dagegen schwächen dünne Schleierwolken die Strahlen – insbesondere die UV-A-Strahlung – nur in geringem Maße, so dass auch vermeintlich schwaches Sonnenlicht je nach persönlichem Hauttyp durchaus einen Sonnenbrand verursachen kann.

Die unterschiedlichen Hauttypen

Neben den genannten Faktoren physikalischer Natur lässt sich ein biologischer Aspekt, der ganz wesentlich für die Vitamin-D-Bildung in der Haut ist, ebenfalls nicht individuell beeinflussen: die angeborene Pigmenteinlagerung in der Haut. Die Haut kann sich nämlich – je nach Typ (siehe Seite 99) – der unterschiedlichen Sonneneinstrahlung im Lauf des Jahres mehr oder weniger gut anpassen. Wer sich viel im Freien aufhält, bildet innerhalb einiger Wochen eine dickere Hornschicht, die weniger UV-Strahlung durchlässt. Pigmente in der Haut verstärken diesen körpereigenen Sonnenschutz: Sie sehen dies am gebräunten Teint von Menschen mit entsprechendem Hauttyp, der sich rund drei Tage nach einem Sonnenbad einstellt, weil die dafür verantwortlichen Hautzellen die Produktion des Farbstoffs Melanin ankurbeln.
Vereinfacht gesagt bedeutet dies: Die Intensität der Braunfärbung der Haut zeigt, wie stark die Sonne in einer bestimmten Region scheint. Je intensiver die Sonneneinstrahlung, umso intensiver ist auch die Pigmenteinlagerung und umso dunkler bei entsprechender Veranlagung die Haut – und somit der natürliche Sonnenschutz (Eigenschutzzeit der Haut). Je dunkler der Teint, desto geringer ist das Risiko für einen Sonnenbrand (siehe Übersicht Seite 99).

DIE SECHS HAUTTYPEN

- Typ I: rote Haare (oder blond mit Rotstich); hellblaue Augen; sehr viele Sommersprossen; sehr helle Haut (so gut wie nie braun); bekommt fast immer und sehr schnell einen Sonnenbrand

- Typ II: blonde Haare; blaue oder grüne Augen; viele Sommersprossen; helle Haut, wird kaum braun (typischer Nordeuropäer); bekommt schnell einen Sonnenbrand

- Typ III: brünettes Haar, braune oder graue Augen; wenige Sommersprossen; leicht pigmentierte Haut, die unter Sonneneinfluss langsam, aber gut bräunt (Menschen aus dem Mittelmeerbereich); bekommt gelegentlich einen Sonnenbrand

- Typ IV: schwarze Haare; dunkelbraune Augen; keine Sommersprossen; leicht bis mäßig pigmentierte Haut, die rasch und gut bräunt (einige Inder und Pakistani, Menschen aus Ostasien); im Sommer stark gebräunt; bekommt selten einen Sonnenbrand

- Typ V: schwarze Haare; dunkelbraune Augen; bereits ohne Sonneneinstrahlung mittel- bis dunkelpigmentierte Haut (Menschen aus Indien, Südostasien, Pakistan und zahlreichen afrikanischen Ländern); bekommt so gut wie nie einen Sonnenbrand

- Typ VI: schwarze Haare; dunkelbraune Augen; selbst ohne Sonneneinstrahlung tiefbraune/schwarze Haut (Menschen aus Afrika oder einige asiatische Völker); bekommt nie Sonnenbrand

Allerdings benötigen dunkelhäutige Menschen aufgrund genau dieses Pigmentreichtums eine besonders intensive Sonneneinstrahlung, um genug Vitamin D in der Haut bilden zu können. In sonnenarmen Regionen ist ein Mangel für sie daher vorprogrammiert (siehe auch Seite 69 f.).

Richtlinien für den Aufenthalt im Freien

Auf was Sie jedoch individuell Einfluss nehmen können, ist, wie oft und wie lang Sie sich im Freien aufhalten. Denn nur wenn Sie sich von Frühjahr bis Herbst regelmäßig der UV-B-Strahlung aussetzen, funktioniert auch die Vitamin-D-Produktion einwandfrei. Hin und wieder ein Kurzurlaub im Süden, während man daheim den Großteil des Tages in geschlossenen Räumen verbringt, reicht dagegen nicht aus, um die natürlichen Speicher in dem für die Gesundheit nötigen Maß anzufüllen.
Um Schäden in der Haut – vor allem aufgrund der UV-A-Strahlen (siehe Seite 18) – zu verhindern, sollten Sie allerdings nicht unbegrenzt in der Sonne bleiben. Kurze frühsommerliche Sonnenbäder bereiten zwar die unbekleideten Körperpartien wie Gesicht, Hände und Unterarme einigermaßen gut auf die stärkere Sonneneinstrahlung im Sommer vor. Je nach Hauttyp ist das jedoch kein ausreichender Schutz für unbegrenztes Sonnen. Noch dazu sollten Sie umso vorsichtiger sein, je hellhäutiger Sie sind – und Ihre Haut nach und nach an die Sonne gewöhnen. Am besten richten Sie sich nach den Empfehlungen zur Eigenschutzzeit der unterschiedlichen Hauttypen. Wenn Sie über diese Zeitspanne hinaus im Freien bleiben wollen, sollten Sie sich durch Sonnencreme oder besser noch durch Kleidung schützen (siehe auch Seite 104).

INDIVIDUELLE EIGENSCHUTZZEIT DER HAUT

Die Eigenschutzzeit der Haut umfasst die Spanne, bis sich die Haut ohne Sonnenschutz leicht rötet (minimale Erythemdosis, kurz MED). Die MED hängt in erster Linie vom jeweiligen Hauttyp ab, wird allerdings auch von anderen Größen beeinflusst, wie der Intensität der Sonnenstrahlung. So wird die Zeit bis zur MED im Mai beispielsweise deutlich länger sein als im August und am Morgen länger als mittags.

- Typ I: sehr sonnenempfindliche Haut, Eigenschutzzeit maximal 5 bis 10 Minuten.
- Typ II: sonnenempfindliche Haut, Eigenschutzzeit 10 bis 20 Minuten.
- Typ III: wenig sonnenempfindliche Haut, Eigenschutzzeit 20 bis 30 Minuten.
- Typ IV: sonnenunempfindliche Haut, Eigenschutzzeit 30 bis 40 Minuten
- Typ V: sehr sonnenunempfindliche Haut, nahezu unbegrenzte Eigenschutzzeit
- Typ VI: gänzlich sonnenunempfindliche Haut, unbegrenzte Eigenschutzzeit

Wie viel Sonne braucht die Haut?

Weil die Medien heute immer wieder von den Gefahren berichten, die von der Sonne ausgehen, vergessen leider viele Menschen nur allzu schnell, dass das Sonnenlicht auch einen ganz entscheidenden Beitrag zur Gesundheit leistet. So beeinflusst das Sonnenlicht über die Netzhaut des Auges und den Sehnerv im Gehirn die Bildung von Melatonin. Dieses Hormon steuert den Tag-Nacht-Rhythmus sowie die Produktion von Serotonin und Endorphinen, körpereigene »Glückshormone«, die zum Beispiel das Schmerzempfinden unterdrücken, gute Laune machen, neue Energie schenken und gegen Stimmungsschwankungen und Depressionen helfen. Auch in den Pigmentzellen der Haut selbst löst die UV-Strahlung die Bildung von Endorphinen aus. Ein Mangel an Sonnenlicht führt daher unweigerlich zu Symptomen wie der »saisonalen Depression«, unter der in Deutschland an die 90 Prozent der Bevölkerung leiden – vor allem in den sonnenarmen Wintermonaten (siehe auch Seite 47). Nichtsdestotrotz kann zu viel Sonne der Haut aber tatsächlich schaden, vor allem angesichts der immer wieder gestellten und wohlbegründeten Forderung, jeden Sonnenbrand zu vermeiden. Schließlich kann die Verbrennung mitunter nicht nur ziemlich

SYMPTOME DER SAISONALEN DEPRESSION

- **Depressive Stimmung, die regelmäßig im Winter beginnt**
- **Mangel an Energie**
- **Desinteresse an Arbeit und wichtigen Aktivitäten**
- **Extreme Verstärkung des Energiemangels und der Konzentrationsschwäche am Nachmittag**
- **Gesteigerter Appetit und Gewichtszunahme**
- **Lust auf Süßigkeiten und kohlenhydrathaltige Speisen**
- **Verstärktes Schlafbedürfnis, auch am Tag**
- **Soziale Isolierung**
- **Verminderter Sexualtrieb**

schmerzhaft sein, sie fördert nachweislich auch die Entstehung von Hautkrebs (siehe Seite 64 f.). Wie also können wir die Sonne genießen, ohne unsere Gesundheit zu gefährden?

Formel für sicheres Sonnen

Der US-Amerikaner Prof. Michael F. Holick aus Boston, weltweit wohl bekanntester Vitamin-D-Experte, der Sonnenlicht im Hinblick auf Gesundheit und Wohlbefinden für genauso unerlässlich hält wie Nahrung, Wasser und körperliche Aktivität, hat dazu eine »Formel für sicheres Sonnen« entwickelt: Setzen Sie möglichst das ganze Jahr über (in Deutschland geht das nur von April bis September) 25 Prozent der Körperoberfläche – das entspräche zum Beispiel Armen und Beinen – zwei- bis dreimal pro Woche 30 bis 50 Prozent derjenigen Zeit der Sonne aus, die vergeht, bis Ihre Haut eine leichte Rötung zeigt (also ein Viertel bis zur Hälfte der individuellen Eigenschutzzeit, siehe Seite 101).

In Anbetracht der Tatsache, dass 75 Prozent des weißen Hautkrebses im Gesicht entstehen, sollten Sie jedoch tunlichst nicht das Gesicht der UV-Strahlung aussetzen, sondern lieber andere Körperteile, die eine größere Fläche haben und weniger regelmäßig von der Sonne beschienen werden, wie die Beine oder – besser noch – der Rumpf. Dies hat den zusätzlichen Vorteil, dass bedingt durch die größere Fläche die benötigte Zeit für die Vitamin-D-Produktion weiter reduziert werden kann.

Wann ist Lichtschutz nötig?

Wenn Sie die Holick-Formel korrekt berücksichtigen, genügen zumindest im Sommer schon einige Minuten an drei Tagen in der Woche, um ausreichend Vitamin D zu erzeugen. Abgesehen von diesen »Aufbau-Sonnenbädern« sollten Sie Ihre Haut sorgfältig schützen. Dies gilt insbesondere auch vor- und nachmittags, also für diejenigen Tageszeiten, an denen die UV-B-Strahlen kaum wirken, die gefährlichen UV-A-Strahlen aber dennoch ungehindert an den Körper gelangen, sowie im Hochgebirge oder auf dem Wasser (siehe auch Seite 97).

Am einfachsten gelingt die Schutzmaßnahme durch verhüllende Kleidung (eventuell mit speziellem UV-Schutz). Eine Sonnencreme verhindert ebenfalls einen vorzeitigen Sonnenbrand. Je nach Hauttyp (siehe Seite 99) bedarf es dazu eines mehr oder weniger hohen Lichtschutzfaktors (LSF):

- Typ I: LSF 40–50+
- Typ II: LSF 25–40
- Typ III: LSF 25
- Typ IV: LSF 10–20

LICHTSCHUTZ VERHINDERT VITAMIN-D-SYNTHESE

Schon eine Sonnencreme mit dem Schutzfaktor 15 blockiert die Vitamin-D-Produktion zu 99,5 Prozent. Verzichten Sie daher bei kurzen Aufenthalten im Freien auf ein entsprechendes Produkt und cremen Sie sich nur ein, wenn die Eigenschutzzeit der Haut überschritten werden soll. Bedenken Sie dabei, dass ein chemischer Filter, der seinen UV-Schutz erst mit der Zeit entwickelt, entsprechend auch die Vitaminsynthese zeitversetzt blockiert. Ferner werden seit geraumer Zeit unter Wissenschaftlern auch die Nebenwirkungen verschiedener chemischer Bestandteile der Sonnencreme auf der Haut diskutiert, sodass entsprechende Kleidung sicherlich den besten Sonnenschutz darstellt.

SO TANKEN SIE GESUNDE SONNE

- In Mittel- und Nordeuropa steht die Sonne vom Herbst bis zum Frühjahr zu tief, als dass ausreichend UV-B-Strahlen durch die Atmosphäre gelangen könnten. Damit der Vitamin-D-Spiegel im Blut trotzdem hoch genug ist, müssen Sie daher im Sommerhalbjahr mithilfe regelmäßiger kontrollierter Sonnenbäder für einen ausreichenden Vorrat sorgen.
- Um die Vitamin-D-Produktion in der Haut anzukurbeln, sollten Sie zwei- bis dreimal pro Woche Hände, Arme und Beine (insgesamt etwa 25 Prozent der Körperoberfläche) der UV-Strahlung aussetzen.
- Die Dauer des Sonnenbads braucht dabei 30 bis 50 Prozent der Eigenschutzzeit der Haut in der Regel nicht zu überschreiten. Beim empfindlichen Hauttyp I genügen demnach im Hochsommer bereits ein bis zwei Minuten, beim Hauttyp II 2,5 bis 5 Minuten, beim Hauttyp III 5 bis 8 Minuten, beim Hauttyp IV 8 bis 10 Minuten. Die beiden anderen Hauttypen (Typ V und VI) können sich unbegrenzt in der Sonne aufhalten.
- Wenn Sie über die Eigenschutzzeit der Haut hinaus im Freien bleiben wollen, sollten Sie sich mit einem dem Hauttyp entsprechenden Lichtschutzfaktor eincremen oder Ihre Haut durch UV-undurchlässige Kleidung schützen.
- Die beste Tageszeit für ein »Vitamin-D-Bad« liegt zwischen 10 Uhr vormittags und 15 Uhr nachmittags. Um die Mittagszeit herum ist das Verhältnis von UV-B- zu UV-A-Strahlung am günstigsten. Doch Achtung: Auch die gefährliche UV-A-Strahlung, die Sonnenbrand und Hautkrebs verursachen kann, ist mittags besonders hoch. Halten Sie sich daher nicht länger als nötig in der prallen Sonne auf.

Alternative Vitamin-D-Quellen

Weil die meisten Lebensmittel kaum Vitamin D enthalten, müssen Sie in den sonnenarmen Monaten den Bedarf des Körpers über spezielle Nahrungsergänzungsmittel oder mithilfe künstlichen UV-Lichts decken.

Auch so tanken Sie Vitamin D

Keine Frage: Natürliches Sonnenlicht ist mit Abstand die beste und auch eine seit Jahrtausenden bewährte Form der Vitamin-D-Zufuhr. Doch trotz umfassender Aufklärung und guter Vorsätze wird es immer Menschen geben, deren Lebensumstände es nicht ermöglichen oder erlauben, das ganz Jahr über ausreichend Sonne und damit Vitamin D zu tanken. In diesem Fall muss versucht werden, den Bedarf auf andere Weise zu decken. Ersatzmaßnahmen für die natürliche Sonne sind die folgenden:

- spezielle Ernährungsmaßnahmen
- künstliche UV-Strahlung und Sonnenstudio
- pharmazeutisch hergestelltes Vitamin D (Supplementierung von speziellen Nahrungsergänzungsmitteln)

Vitamin D in der Nahrung

Wie Sie bereits zu Beginn dieses Ratgebers erfahren haben, zählt Vitamin D nicht zu den »gewöhnlichen« Mikronährstoffen, sondern stellt die Vorstufe eines Hormons dar (siehe Seite 9 f.). Dies allein legt nahe, dass unsere Nahrung nicht wirklich große Mengen davon enthalten kann. Selbst die vollwertigste und ausgewogenste Ernährung kann den Bedarf allein nicht decken. Dies gilt vor allem

VITAMIN-D-GEHALT VON NAHRUNGSMITTELN

Nahrungsmittel	Gehalt in IE/100g
Wildlachs	600–1000
Lebertran (1 Teelöffel)	400–1000
Sardinen in der Dose	300
Makrele in der Dose	300
Tunfisch in der Dose	226
Zuchtlachs	100–250
Shiitake-Pilze (frisch, Ergocalciferol)	120
Hühnerei	20

Angereicherte Lebensmittel (z. B. in Amerika) wie Milch, Orangensaft, Joghurt etc.: 100 IE/200 g, Margarine 430 IE/100 g

für alle pflanzlichen Nahrungsmittel, auch wenn Pflanzen und Pilze eine Substanz bilden, die zur Vitamin-D-Synthese genutzt werden kann: Ergocalciferol. Dieses entsteht durch eine Bestrahlung von Ergosterol mit UV-B-Licht und wird dann ähnlich dem Cholecalciferol weiter umgewandelt und genutzt. Erste Versuche mit Pilzen zeigen, wie sich eventuell der tägliche Vitamin-D-Bedarf unabhängig von der Sonnenstrahlung aufbessern ließe. Allerdings wird abgesehen von den niedrigen Mengen in der Nahrung diskutiert, dass Ergocalciferol eine geringere Wirksamkeit als Cholecalciferol hat.

Fisch – der beste Vitamin-D-Lieferant?

Bei den tierischen Produkten sieht es kaum besser aus. Abgesehen von fetten Kaltwasserfischen wie Hering und Lachs ist auch bei diesen Produkten der natürliche Vitamin-D-Gehalt so gering, dass er nicht in nennenswertem Maße zur Versorgung des Körpers dienen kann. Eine Ausnahme bildet Lebertran. Er wird zum Beispiel in den USA, vor allem aber in Norwegen als Nahrungsergänzungsmittel zur Vitamin-D-Versorgung genutzt. Einmal abgesehen vom unbestritten gewöhnungsbedürftigen Geschmack dieses Fischöls, diskutieren Wissenschaftler derzeit darüber, ob sein relativ hoher Gehalt an Vitamin A nicht die Wirkung des Sonnenhormons im Körper beeinträchtigt. Selbst in Ländern wie den USA, in denen die Lebensmittelindustrie mit künstlichem Vitamin D arbeitet (siehe Kasten Seite 109), reichen die eingesetzten Mengen bei Weitem nicht aus, um einen Vitamin-D-Mangel auszugleichen. Dies liegt vor allem an den überarbeitungsbedürftigen Richtwerten für die Zufuhr von Vitamin D, die bislang aus Furcht vor Vergiftungen eine höhere Dosierung verboten. Aufgrund der neuen Erkenntnisse – auch zur Giftigkeit (Toxizität) – diskutieren Wissenschaftler weltweit, ob man die Richtwerte anpassen sollte.

KÜNSTLICH ANGEREICHERTE NAHRUNGSMITTEL

Eine Möglichkeit, den Vitamin-D-Gehalt in der Nahrung zu erhöhen, wäre, Lebensmittel gezielt mit dem Stoff anzureichern. In den USA, in einigen europäischen und vor allem in den skandinavischen Ländern ist dies bereits Realität. Dort liefern zum Beispiel Milch, Sojamilch, Orangensaft und Müsliprodukte durch den Zusatz von künstlichem Vitamin D immerhin 1,4 µg/56 IE (Orangensaft) beziehungsweise 1,0 µg/40 IE pro 100 ml (Milch und Sojamilch). In Deutschland sind bislang nur angereicherte Margarine und Joghurt erhältlich – und auch bei diesen sind die eingesetzten Dosen infolge der überalterten Vorschriften viel zu gering.

Künstliche UV-Strahlung und Sonnenstudio

Da zweifellos noch einige Zeit vergehen wird, bis die rechtlichen Voraussetzungen geschaffen sind, um nennenswerte Mengen an Vitamin D über die Nahrung zuzuführen, rückt eine andere Maßnahme in den Blickpunkt: künstliche UV-Strahlung. Das Problem dabei: Gehen bereits die Meinungen über die sinnvolle Nutzung des Sonnenlichts auseinander, so prallen sie bei der Diskussion über die Nutzung künstlicher UV-Strahlung noch heftiger aufeinander. Kritiker fürchten aufgrund der übertriebenen Nutzung von Sonnenstudios ein hohes Risiko für die Ausbildung bösartiger Hauttumore. Und ihre Lobby ist immerhin so stark, dass 2009 ein bundesweites Gesetz erlassen wurde, das Kindern und Jugendlichen bis zu 18 Jahren in Deutschland die Benutzung künstlicher UV-Quellen nicht mehr gestattet.

Befürworter hingegen sehen in der künstlichen Sonne eine Möglichkeit, dem weit verbreiteten Vitamin-D-Mangel vorzubeugen. Sie stufen das Hautkrebsrisiko durch die UV-Strahlung niedriger ein als die Gefahr, durch ein Vitamin-D-Defizit eine Vielzahl bösartiger Tumore und zahlreiche andere chronische Erkrankungen zu fördern. Der Platz in diesem Buch reicht bei Weitem nicht aus, um alle Argumente in diesem Widerstreit aufzulisten. Einige Eckdaten sollen Ihnen jedoch helfen, sich Ihre eigene Meinung zu diesem Thema machen zu können.

Im Grunde gibt es keine künstlichen UV-Strahlen, sondern lediglich künstliche Quellen für diese Strahlung. Dies bedeutet, dass die Wirkung der UV-Strahlen im Sonnenstudio identisch ist mit denen der Sonne. Daher gelten die gleichen Regeln und Vorsichtsmaßnahmen. An dieser Stelle soll daher nochmals an die wichtigste Regel im Umgang (nicht nur) mit der Sonne erinnert werden: Die Dosis macht das Gift.

Vorteile der künstlichen Sonne

Aus gesundheitlicher Sicht sollte die eigentliche Triebfeder für ein Sonnenbad – egal ob in freier Natur oder im Sonnenstudio – immer die Bildung von Vitamin D sein, und nicht die Bräunung der Haut. So gesehen hat die Nutzung einer künstlichen UV-Quelle durchaus einen Vorteil gegenüber der natürlichen Sonne: Sie können sie nach Belieben ein- und abschalten.

Allerdings muss sichergestellt sein, dass das jeweilige Gerät auf dem neuesten technischen Stand ist und die eingesetzte UV-Strahlung weitgehend den Verhältnissen im natürlichen Sonnenlicht entspricht. Dazu sind Niederdrucklampen besser geeignet als Hochdrucklampen, die ausschließlich UV-A-Strahlung erzeugen und somit nicht zur Vitamin-D-Bildung, jedoch zur Hautschädigung beitragen. In einem guten Sonnenstudio ist dies in der Regel gewährleistet. Idealerweise verfügt man dort außerdem über eine spezielle Sensortechnik, mit der die Haut vor der Besonnung gemessen wird, um die maximale Bestrahlungsdauer zu ermitteln; dass qualifiziertes Personal Sie in allen Fragen im Zusammenhang mit der Nutzung beraten kann, sollte sich von selbst verstehen. Ein weiterer Vorteil der Dosierbarkeit von künstlicher UV-Strahlung: Sie können Ihre Haut damit durchaus auf einen Urlaub im sonnenreichen Süden vorbereiten. Schließlich ist die nicht an UV-Strahlung gewöhnte Haut – neben dem zu langen Aufenthalt in der Sonne – einer der häufigsten Gründe für den gefürchteten Sonnenbrand. Durch die leichte Vorbräunung und die Ausbildung der sogenannten Hautschwiele (Verdickung der Haut) unter der künstlichen Sonne bereiten Sie Ihre Haut recht effektiv auf die intensive Strahlung am Urlaubsort vor. Nichtsdestotrotz müssen Sie aber je nach Breitengrad auch im Urlaub Sonnenschutzmaßnahmen ergreifen, um Sonnenbrand nachhaltig zu verhindern.

GRUNDVERSORGUNG

Wenn Ihnen ein Bluttest zu teuer ist und/oder wenn Sie nur sichergehen möchten, dass Ihr Vitamin-D-Spiegel nicht absolut im Keller ist, können Sie auch pauschal eine Dosis von 1000–2000 IE täglich zuführen und so den Gehalt des Sonnenhormons um 10–20 ng/ml im Blut erhöhen. Je nach individueller Ernährung und Sonnenexposition kann dies durchaus zu einem ausreichenden Vitamin-D-Niveau im Blut führen. Sicherer ist aber auf jeden Fall, regelmäßig zweimal jährlich den aktuellen Blutwert bestimmen zu lassen (siehe Seite 84 ff.).

UMGANG MIT KÜNSTLICHEN UV-QUELLEN

Richtig angewandt, ersetzt ein Besuch im Solarium durchaus den entsprechenden Aufenthalt im Freien. Beachten Sie daher die folgenden Empfehlungen, die zum Teil auch für den Umgang mit der natürlichen Sonne gelten.

Dauer des Sonnenbads

Bestimmen Sie zunächst Ihren Hauttyp, um die individuelle Eigenschutzdauer zu ermitteln (dabei hilft Ihnen die Übersicht auf Seite 101). Legen Sie anschließend diejenige Bestrahlungsdauer fest, die sicher eine Überbelastung der Haut verhindert – vor allem einen Sonnenbrand. Dabei können Sie zum einen auf Ihre persönlichen Erfahrungswerte hinsichtlich der Sonnenexposition zurückgreifen (Eigenschutzzeit). Gute Studios ermitteln zudem die empfohlene Zeit mit einem speziellen Sensor.

Sicher sonnen

Schließen Sie alle möglichen Faktoren aus, die unter UV-Bestrahlung möglicherweise Hautreaktionen wie Allergien oder Pigmentstörungen auslösen. Wenn Sie auf bestimmte Medikamente wie Antibiotika oder Antibabypille angewiesen sind und diese nicht absetzen können, sollten Sie auf den Sonnengenuss – egal ob künstlich oder natürlich – verzichten, falls es bei Ihnen dadurch zu auffälligen Pigmentstörungen kommt. Lässt sich die UV-Strahlung nicht vermeiden, sollten Sie Ihre Haut mit einer Sonnencreme mit ausreichend hohem Lichtschutzfaktor oder entsprechender Kleidung schützen.

Zeit anpassen

Natürliche Pflegeöle glätten die oberste Schicht der Haut, wodurch die UV-Strahlung tiefer eindringen kann. Die Bestrahlungszeiten sollten daher bei der Verwendung von Ölen halbiert werden.

Kosmetika vermeiden

Verwenden Sie zum Sonnen außer Ihrem Sonnenschutzprodukt keine Kosmetika, da Sie nie wissen, welche Inhaltsstoffe möglicherweise mit der Strahlung reagieren (das gilt auch für natürliche Sonne).

Augen schützen

Benutzen Sie stets einen Augenschutz. Achten Sie, wenn Sie einen Augenschutz des Sonnenstudios verwenden, darauf, dass dieser nach der Benutzung stets gründlich desinfiziert wird, um die Übertragung von Augeninfektionen zu verhindern.

Einweisung in das Gerät

Machen Sie sich mit den technischen Besonderheiten des benutzten Geräts vertraut. Wie stellt man die Lüftung ein? Wo befindet sich die Zusatzschaltung für den Gesichtsbräuner? Wo der für den Sprühnebel und wo der Ausschaltknopf?

Die richtige Lampe

Benutzen Sie ausschließlich Geräte mit Niederdrucklampen, die auch UV-B-Strahlen aussenden, ohne die die Haut kein Vitamin D produzieren kann.

Künstliches Vitamin D

Wer zu den hochempfindlichen Hauttypen I und II gehört und sich trotz Vorsichtsmaßnahmen im Sommer regelmäßig einen Sonnenbrand einfängt, ist sicherlich an künstlichem Vitamin D interessiert. Dafür spricht jedenfalls der hoffnungsvolle Erfahrungsbericht eines Spezialisten für Magen- und Darmerkrankungen während einer Vitamin-D-Konferenz in Berlin im April 2011. Auch bei Kindern in den ersten beiden Lebensjahren lässt sich die Versorgung am besten durch Medikamente oder Nahrungsergänzungsmittel sichern. Und nicht zuletzt ist so ein Präparat auch im fortgeschrittenen Alter angesichts der reduzierten Vitamin-D-Produktion in der Haut (siehe Seite 78) die am besten geeignete Maßnahme, um einen Mangel an Sonnenhormon effektiv zu vermeiden.

WEM HILFT KÜNSTLICHES VITAMIN D NICHT?

Für Menschen, deren Darm nicht mehr in der Lage ist, Vitamin D in ausreichenden Mengen aufzunehmen (zum Beispiel weil große Teile des Darms operativ entfernt wurden oder eine ausgeprägte entzündliche Veränderung des Darms besteht, wie bei Morbus Crohn oder der zystischen Fibrose), ist die Bestrahlung mit UV-Licht häufig die einzige Möglichkeit, die Vitamin-D-Versorgung des Körpers zu sichern. Allerdings sollte auch hier zunächst immer versucht werden, mit gegebenenfalls hoch dosierten Vitamin-D-Präparaten einen ausreichenden Vitamin-D-Spiegel im Blut zu schaffen. Möglicherweise erreicht zumindest ein Teil der Dosis seinen Zielort und kann so den »Ist-Zustand« bei der Versorgung entsprechend positiv beeinflussen.

Nachteile der künstlichen Vitamin-D-Zufuhr

Natürlich stellt sich jetzt die Frage, warum die Wissenschaft nicht gleich rät, den Vitamin-D-Bedarf grundsätzlich mittels künstlichem Vitamin D zu decken. Denn damit würden ja alle zuvor besprochenen Überlegungen und Vorsichtsmaßnahmen entfallen.
Wie so vieles im Leben hat die Sache aber ihre zwei Seiten. So gehen mit dem Verzicht auf Sonnenbäder auch die schon erwähnten positiven Nebeneffekte der Sonnenstrahlen verloren: Der Körper schüttet weniger Glückshormone aus. Damit die Stimmung nicht auf Dauer sinkt, sollten Sie daher entsprechende Gegenmaßnahmen ergreifen. Ausdauernde körperliche Aktivität und gute soziale Kontakte wirken sich ebenso positiv auf das psychische Befinden aus wie beispielsweise Singen und Musizieren.

Gefahr einer Überdosierung

Auch kann es durch den Gebrauch von künstlichem Vitamin D – zumindest theoretisch – zu einer Überdosierung kommen. Wie bereits besprochen, gelingt es nicht immer, den aus der Zufuhr von künstlichem Vitamin D resultierenden Blutspiegel korrekt vorherzusagen. Für diese Unsicherheit sind verschiedene Faktoren verantwortlich. Zunächst einmal ist unklar, wie viel Vitamin D der einzelne Mensch selbst produziert. Denn zu dieser Ausgangsbasis addiert sich ja das eingenommene Vitamin D hinzu. Dazu kommt, dass es individuell unterschiedlich ist, wie viel des zugeführten Hormons im Darm aufgenommen wird. Zwar nimmt anders als bei ausgiebigen Sonnenbädern die Haut durch die künstlichen Präparate keinen Schaden. Doch der Kalziumstoffwechsel (siehe Seite 91 f.) gerät bei einer Überdosierung schon durcheinander. Hinzu kommt, dass der Körper die überhöhte Dosis an Vitamin D nicht, wie zum Beispiel beim Vitamin C, einfach ausscheiden kann.

Wann ist von einer Vitamin-D-Supplementierung abzuraten?

Abschließend noch ein Wort zu Gegenanzeigen (Kontraindikationen) für eine Zufuhr von künstlichem Vitamin D. Diese ist extrem selten und betrifft neben Überempfindlichkeit gegen Vitamin D oder Calcitriol zum Beispiel Krankheitsbilder wie die Sarkoidose, bei der sich im Bindegewebe mikroskopisch kleine Knötchen bilden, die sich im ganzen Körper ausbreiten und die Organfunktionen beeinträchtigen. Der Körper wandelt bei dieser Erkrankung das zugeführte künstliche Vitamin D genauso wie reichlich in der Sonne gebildetes Vitamin D im Übermaß in die aktive Form um. Dadurch kann es zu den schon bei der Überdosierung beschriebenen Problemen im Kalziumstoffwechsel kommen (siehe Seite 91 f.). Hier sind daher regelmäßige Kontrollen des Kalziumspiegels hilfreich, um die richtige Dosierung sowohl für die Sonne als auch das verabreichte Vitamin-D-Präparat zu finden. Auch bei der Neigung zu kalziumhaltigen Nierensteinen oder bei Erkrankungen, die mit einem erhöhten Kalziumspiegel einhergehen (Hyperkalzämie), etwa einer Nebenschilddrüsen-Überfunktion, ist von der künstlichen Vitamin-D-Zufuhr abzuraten.

Was leistet künstliches Vitamin D?

Viel wahrscheinlicher als eine Überdosis Sonnenhormon ist jedoch die Unterdosierung. Schließlich mussten wir in den vergangenen Jahren nicht nur lernen, dass der Referenzbereich (wünschenswerter Vitamin-D-Spiegel im Blut) deutlich höher liegt, als man lange Zeit angenommen hat. Auch das Verteilungsvolumen spielt dabei eine Rolle. Bei deutlichem Übergewicht verschwindet nämlich ein großer Teil des fettlöslichen Vitamins offensichtlich in den großen Fettdepots (siehe Seite 77).

Wo erhalte ich ein qualitativ hochwertiges Präparat?

Alle in der Apotheke angebotenen Präparate sind qualitativ gut, wobei die Kosten von der Konzentration des Vitamin D im jeweiligen Präparat abhängen: Je höher die Konzentration, umso preisgünstiger ist die einzelne Vitamin-D-Einheit. Allerdings sind wirklich hoch dosierte Präparate rezeptpflichtig. Wichtig: Nehmen Sie keine Kombinationspräparate ein, wie sie üblicherweise bei Osteoporose verordnet werden. Diese Präparate enthalten in der Regel neben einer geringen Menge an Vitamin D auch eine bestimmte Menge Kalzium, was in der »normalen« Dosierung sicherlich nicht nachteilig ist. Um auf die erforderliche Tagesdosis an Vitamin D zu kommen, müssten Sie jedoch ein Vielfaches einnehmen und würden dadurch Ihrem Körper zu viel Kalzium zuführen, was schädlich wirkt.

Wie, wie oft und zu welcher Tageszeit nehme ich Vitamin D ein?

Hier gibt es zum Glück keine verbindlichen Vorschriften, da die Aufnahme von Vitamin D im Darm unabhängig von der Darreichungsform (Tabletten, Tropfen oder Kapseln) und dem -zeitpunkt sehr gut ist. Zudem hat Vitamin D als Vorstufe des aktiven Hormons eine relativ lange Halbwertzeit im Körper. Dies bedeutet, dass es keinen Unterschied macht, ob Sie die benötigte Menge Vitamin D in mehreren Portionen über den Tag verteilt oder lediglich einmal in der Woche einnehmen. Entscheidend ist allein die Tatsache, dass der Körper über die im jeweiligen Zeitraum benötigte Menge an Vitamin D verfügen kann. Außer im Lebertran und den anderen auf Seite 107 genannten Lebensmitteln gibt es praktisch kein natürliches Vitamin D, sodass Sie ohne Bedenken zu künstlichen Präparaten greifen können.

TEST: WIE GUT SIND SIE VERSORGT?

Dieser Fragebogen hilft Ihnen, sich Ihrer individuellen Risiken für einen Vitamin-D-Mangel bewusst zu werden. Welche Aussagen treffen auf Sie zu? Kreuzen Sie die Punkte an.

	ja	nein
1. Ich lebe nördlich des 40. Breitengrades (nördlich der Linie Madrid – Rom – Istanbul).	☐	☐
2. Ich halte mich tagsüber selten im Freien auf.	☐	☐
3. Ich trage regelmäßig Kleidung, die meinen ganzen Körper verhüllt – einschließlich der Arme und Beine.	☐	☐
4. Wenn ich in den Sommermonaten ins Freie gehe, benutze ich Sonnencreme oder UV-Schutzkleidung.	☐	☐
5. Ich verzichte auf Vitamin-D-haltige Nahrungsergänzungsmittel.	☐	☐
6. Ich verzichte auf ein Vitamin-D-Präparat.	☐	☐
7. Ich bin unter 20 Jahre alt.	☐	☐
8. Ich bin älter als 60 Jahre.	☐	☐
9. Ich esse weniger als 2- bis 3-mal die Woche fetten Seefisch.	☐	☐

10. Ich esse selten oder nie Pilze. ☐ ☐

11. Ich habe von Natur aus eine dunkle Hautfarbe (egal ob dunkler Teint oder schwarze Hautfarbe) ☐ ☐

12. Ich nehme besondere Medikamente (zum Beispiel Cortison oder Präparate gegen Epilepsie oder Aids). ☐ ☐

13. Ich leide unter einer chronischen Erkrankung des Magen-Darm-Trakts. ☐ ☐

Auswertung

Auch wenn nur eine dieser Aussagen auf Sie zutrifft, ist dies Anlass genug, sich Gedanken über die persönliche Vitamin-D-Versorgung zu machen. Umso mehr, wenn Sie gleich mehrere Risikofaktoren aufweisen. So zeigt zum Beispiel die Interheart-Studie, die im Jahr 2004 über die Untersuchungsergebnisse von 30 000 Patienten mit Herzinfarkt berichtete, dass sich das Risiko mehrerer Faktoren nicht addiert, sondern multipliziert. Bei neun Faktoren erhöhte sich das Risiko, einen erneuten Infarkt zu erleiden, demnach um den Faktor 330. Ähnlich ist es auch bei Vitamin D.
Angesichts der generellen Unterversorgung ist es sehr wahrscheinlich, dass auch Sie einen Mangel an Vitamin D aufweisen. Um zu ermitteln, wie groß Ihr persönliches Defizit genau ist, sollten Sie unbedingt Ihren Vitamin-D-Spiegel im Blut messen lassen (mehr dazu lesen Sie auf Seite 84 ff.).

abdominelle Fettleibigkeit: bauchbetontes Übergewicht

Altersdiabetes: andere Bezeichnung für → Typ-2-Diabetes

Antibiotikum: Arzneimittel zur Behandlung von Infektionskrankheiten

Apoptose: programmierter Zelltod

Autoimmunerkrankungen: Krankheiten, die durch einen »Fehler« im Organismus verursacht werden, durch den die natürlichen Killerzellen des → Immunsystems nicht mehr nach körperfremden Erregern suchen, sondern das eigene, gesunde Gewebe angreifen.

Basalzellkarzinome: Weißer Hautkrebs

Betazellen: spezielle Zellen der Bauchspeichelzellen, die → Insulin produzieren

Calcidiol: Basis für den Vitamin-D-Stoffwechsel im Körper. Wird in der Leber aus → Cholecalciferol und eventuell vorhandenem Vitamin D aus der Nahrung gebildet.

Calcitriol: aktive Form des Vitamin D, das mit den → Rezeptoren in den Zellen reagiert und so in den Zellstoffwechsel eingreift.

Cholecalciferol: Vorstufe zum Vitamin D, die in Abhängigkeit von der Temperatur in der Haut aus dem → Provitamin D_3 hergestellt wird.

Cholesterin: Blutfettstoff; Bestandteil der → Zellmembran; Ausgangsstoff aller → Steroidhormone und der ersten Vitamin-D-Vorstufen

Cholesterol: → Cholesterin

Diabetes mellitus: Zuckerkrankheit

Disposition: Veranlagung

DNA: gesamter genetischer Bauplan eines Lebewesens

Endorphine: körpereigene »Glückshormone«

Fibromyalgie: Krankheitsbild, das mit heftigen, häufig nicht exakt lokalisierbaren Schmerzen im gesamten Körper einhergeht und dessen Auslöser bisher nicht bekannt sind.

Gen: wichtigste Informationseinheit der → DNA; stellt die Bauanleitung für den Körperbaustein Eiweiß dar.

Genom: Erbgut

Halbwertzeit: Zeitspanne, die angibt, wie lange eine Substanz nach einmaliger Gabe im Blut zur Verfügung steht.

Herzinsuffizienz: Nachlassen der Pumpleistung des Herzens

Hormon: körpereigener Botenstoff

Hyperkalzämie: krankhafte Erhöhung des Blut-Kalziumspiegels

Immunsystem: körpereigenes Abwehrsystem

Insulin: → Hormon, das unter anderem wie ein Schlüssel die einzelnen Körperzellen aufschließt, damit sie den Zucker aus der Nahrung im Inneren der Zelle verwerten können.

Insulinresistenz: Unempfindlichkeit der Zellen gegen → Insulin

Karzinom: Krebs, der von Zellen im Deckgewebe von Haut oder Schleimhaut ausgeht.

kolorektale Karzinome: Darmkrebs

Kontraindikation: Gegenanzeige

Leptin: → Hormon, das dem Gehirn während des Essens signalisiert, wenn genug Nahrung aufgenommen wurde.

malignes Melanom: Schwarzer Hautkrebs

Mammakarzinom: Brustkrebs

metabolisches Syndrom: Kombination aus Bluthochdruck, erhöhten Blutfetten, → Insulinresistenz und → abdomineller Fettleibigkeit

Osteomalazie: Form der → Rachitis bei Erwachsenen

Osteoporose: Knochenschwund

periphere arterielle Verschlusskrankheit: Durchblutungsstörungen der Extremitäten, ausgelöst durch eine Verengung oder den Verschluss einer Arterie

Placebopräparat: Präparat ohne Wirkstoff

Proteine: Eiweiße

Provitamin D_3: Vorstufe des Vitamin D; wird in der Haut unter Einwirkung von UV-B-Licht aus → Cholesterol gebildet.

Rachitis: Erkrankung des kindlichen Skeletttsystems; die Knochen bleiben weich und verformbar, weil sich zu wenig Kalzium einlagert.

Rezeptor: → Protein oder Proteinkomplex auf und in der Zelle, der für die Bindung verschiedener Teilchen sorgt.

Rezidiv: erneutes Auftreten der Krankheit

Serotonin: köpereigenes »Glückshormon«

Steroidhormone: auf → Cholesterin basierende → Hormone, die in der Nebennierenrinde (Corticoide) oder in den Hoden beziehungsweise Eierstöcken (Sexualhormone) entstehen und über das Blut Informationen zwischen Organen und Geweben übermitteln. Über spezielle → Rezeptoren beeinflussen sie den Zellstoffwechsel.

Supplementierung: gezielte, ergänzende Aufnahme von Nährstoffen

Toxine: Giftstoffe

UV-A-Strahlen: Bereich des ultravioletten Sonnenlichts, der für die unmittelbare Aktivierung des vorhandenen braunen Schutzpigmentes in der Haut verantwortlich ist.

UV-B-Strahlen: Bereich des Sonnenlichts, der für die Neubildung des Schutzpigments und der Vorstufe von Vitamin D in der Haut verantwortlich ist.

viszerales Fett: Bauchfett

Vitamin D_3: andere Bezeichnung für → Cholecalciferol

Zellkern: Bereich im Inneren der Zelle, der das Erbgut enthält

Zellmembran: Außenhülle der Zelle

Zytokine: → Proteine, die Wachstum und Entwicklung der Zellen regulieren.

1,25-OH-Vitamin D_3: andere Bezeichnung für → Calcitriol

25-OH-Vitamin D_3: andere Bezeichnung für → Calcidiol

Bücher, die weiterhelfen

Bopp, A./Breitkreuz, Dr. T./Fried, Dr. Dr. A./Gruber, Dr. J.: Das Herz stärken. Ganzheitliche Selbsthilfe bei Infarkt und Herzschwäche. GRÄFE UND UNZER VERLAG, München

Coy, Dr. J. F./Baumann, Dr. F. T./Spitz, Prof. med. J./Cavelius, A.: Die 8 Anti-Krebs-Regeln. GRÄFE UND UNZER VERLAG, München

Elmadfa, Prof. Dr. I./ Aign, W./Muskat, Prof. Dr. E./Fritzsche, D.: Die große GU Nährwert Kalorien Tabelle. GRÄFE UND UNZER VERLAG, München

Heepen, Günther H.: Hormone natürlich regulieren. GRÄFE UND UNZER VERLAG, München

Schaenzler, Dr. N./Bieger, Dr. W. P.: Der große GU Kompass. Laborwerte. GRÄFE UND UNZER VERLAG, München

Schaenzler, Dr. N./Koppenwallner, Dr. C.: Magen und Darm natürlich behandeln. GRÄFE UND UNZER VERLAG, München

Schaenzler, Dr. N./Riker, Dr. U.: Der große GU Kompass. Kleines Medizin-Lexikon. GRÄFE UND UNZER VERLAG, München

Siewert, Aruna M.: Pflanzliche Antibiotika. GRÄFE UND UNZER VERLAG, München

Spitz, Prof. Dr. J.: Vitamin D – Das Sonnenhormon. mip-spitz-gbr, Schlangenbad

Adressen, die weiterhelfen

Institut für medizinische Information und Prävention
Prof. Dr. med. Jörg Spitz
Krauskopfallee 27
65388 Schlangenbad
www.mip-spitz.de

Deutsches Krebsforschungszentrum
Im Neuenheimer Feld 280
69120 Heidelberg
www.dkfz.de

Robert Koch-Institut (RKI)
Postfach 65 02 61
13302 Berlin
www.rki.de

Internetadressen, die weiterhelfen

www.darmkrebs.de: Umfangreiche Informationsseite der Felix-Burda-Stiftung
www.dgk.de: Informationsportal für Gesundheit des Deutschen Grünen Kreuz e. V.
www.dsgip.de: Deutsche Stiftung für Gesundheitsinformation und Prävention, gegründet von Prof. Dr. Jörg Spitz
www.grassrootshealth.net: Umfangreiche Informationen rund um Vitamin D (auf Englisch)
www.mamazone.de: Brustkrebs-Selbsthilfegruppe

Projektleitung: Barbara Fellenberg
Lektorat: Sylvie Hinderberger
Umschlaggestaltung und Layout: independent Medien-Design, Horst Moser, München
Herstellung: Claudia Häusser
Satz: Liebl Satz+Grafik, Emmering
Reproduktion: Repro Ludwig, Zell am See
Druck und Bindung: GGP Media GmbH, Pößneck

Bildnachweis: Illustration S. 19: Detlef Seidensticker; Cover: Getty images

Syndication:
www.jalag-syndication.de

ISBN 978-3-8338-2272-8
4. Auflage 2014

Die GU-Homepage finden Sie im Internet unter www.gu.de

Wichtiger Hinweis
Die Gedanken, Methoden und Anregungen in diesem Buch stellen die Erfahrung bzw. Meinung des Autors dar. Sie wurden nach bestem Wissen erstellt und mit größtmöglicher Sorgfalt geprüft. Dennoch können nur Sie selbst entscheiden, ob die hier geäußerten Vorschläge und Ansichten auf Ihre eigene Lebenssituation übertragbar und für Sie passend sind. Weder Autor noch Verlag können für eventuelle Nachteile oder Schäden, die aus den im Buch gegebenen praktischen Hinweisen resultieren, eine Haftung übernehmen.

www.facebook.com/gu.verlag

GRÄFE UND UNZER

Ein Unternehmen der
GANSKE VERLAGSGRUPPE